内部被曝から いのちを守る

なぜいま内部被曝問題研究会を結成したのか

ACSIR

Association for Citizens and Scientists Concerned about Internal Radiation Exposures

市民と科学者の内部被曝問題研究会 編

旬報社

巻頭のことば
内部被曝の被害と闘うために

肥田舜太郎 （ひだ・しゅんたろう）

被爆医師、全日本民主医療連合会顧問、日本原水爆被害者団体協議会原爆被害者中央相談所理事長

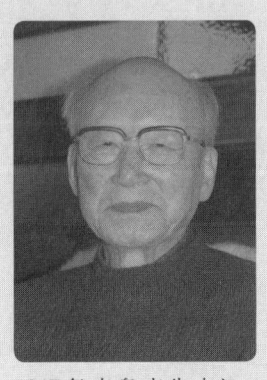

1917年広島市生まれ。1943年日本大学専門部医学科卒業。1944年陸軍軍医学校を卒業、軍医少尉として広島陸軍病院に赴任。1945年広島にて被爆。被爆者救援にあたる。全日本民医連理事、埼玉民医連会長などを歴任。著書に『ヒロシマを生きのびて』（あけび書房）、『内部被曝の脅威』（共著、ちくま新書）など。

1. 内部被曝研究会の誕生

　被爆後66年、原爆放射線の被害、特に内部被曝問題が医学、医療関係者の間で公式に論議されたことがあったのか、どうか、あったとすれば、その結果、どのような結論になっているのか、寡聞にして筆者は聞いていない。

　それが、2011年の11月、岐阜の松井英介先生、広島の高橋博子先生、名古屋の澤田昭二先生、沖縄の矢ヶ埼克馬先生ほか、この分野の先達の方々が「内部被曝研究会」を結成され、事務局長役の田代真人氏から私にも入会するようお誘いをうけた。学問畑にはまったく無縁の臨床医には敷居の高い存在だが、私一人になってしまった広島の被爆医師という資格でお仲間に入れていただくことにした。沢山の原爆被爆者を診療した経験と、何冊かの外国の学者の内部被曝に関する著書を翻訳した実績を頼りに、皆さんのなかで学ばせていただきたいと願っている。

2. 内部被曝被害の発生

　2011年3月11日の福島第一原子力発電所の事故後、5月初め頃から子どもの下痢、口内炎、鼻血、紫斑、倦怠感などを訴える母

親からの電話相談が増え、広島、長崎原爆の特に入市被爆者に多く見られた放射能による初期症状によく似た状況から、私は原発から放出された放射性物質による内部被曝の症状だろうと直感し、その後の経過に注目してきている。

3. 放射線内部被曝隠し

　ご承知のように、放射線障害のうち、線源が体内にある内部被曝については、原爆を投下した直後にアメリカ軍が行なった「体内に入った放射線は微量だから人体には害を与えない」の発表と、原爆の被害は軍の機密であるとして、被爆者には沈黙を命じ、日本政府および、医師、医学者には被害の調査、研究を禁止したアメリカ軍の占領政策により、原爆の被害は高熱と強大な破壊力という「目に見える被害」だけが強調され、「目に見えない」放射線被害、なかでも特に内部被害は占領権力と隷属する日本政府の手で国民の目から隠されてきた。

4. 内部被曝者の差別

　1957年、被爆後12年目に日本政府は「原子爆弾被爆者の医療等に関する法律」を制定し、被爆者の健康障害に対し救護政策を始めたが、内部被害は無害とするアメリカの基準をそのまま採用して差別を行ない、救護対象にする疾病は原爆被爆が原因であることという規定から内部被曝を除外して、多数の入市者および、遠距離被爆者に死にまさる苦悩の生活を強いてきた。

5. 日本の医師有志による被爆者医療への国際的援助要請、内部被曝については実らず

　1975年、原水爆実験禁止を国連に要請する第1回国民要請団が組織され、たまたま私が埼玉県代表になったことから、全日本民主医療連合会（民医連）の医師4名が広島・長崎原爆被爆者の医学

的被害の現状をまとめ、特にブラブラ病（当時はまだ内部被曝という認識はなかった）についての報告を入れ、国連の援助で世界の専門家による「被爆者医療についての国際シンポジウムの日本での開催」の要請文を作成した（東京代々木病院の千葉正子医師、広島生協病の田阪正利医師、大阪此花診療所の小林栄一医師、埼玉浦和診療所の肥田舜太郎）。

1975年12月8日、私はニューヨーク国連本部でこの要請書を、代表団の核実験全面禁止の要請書とともにハマーショルド事務総長に提出した。ところが、1968年、日米両国政府が国連に共同提出した広島・長崎原爆の医学的被害報告のなかに、「原爆被害者は死ぬべきものはすべて死亡し、現在、病人は一人もいない」と書かれていることが理由で、総長は報告書を受理しなかった。代表団はねばり強く交渉し、被爆者の健康状態に関する詳細な調査報告を、1年後に国連に持参し、国連による調査とあわせ、被爆者の危険な状態が明らかになった時点で、国連は1977年にNGOによるシンポジウムの開催を支援するという確約を取り付けた。

1976年の第2回国民代表団に参加した小林栄一医師が、当時の被曝者の健康状態を1年間調査した報告を提出し、1977年に「被爆の実相と被爆者の実情」に課する国際シンポジウムが日本で開催され、それまで過小に報告されていた被曝の実相が世界に正しく改められたたことはご承知のとおりである。しかし放射線の内部被曝の被害については、シンポジウムの運営に加わった日本の医学、医療界のお歴々の抵抗で報告もできず、討議の議題にも入れられなかった。内部被曝問題はそれから34年経った今日もまだ国際的な舞台での討議の課題には公式には上っていない。

しかし、シンポジウムはアメリカと日本政府が過小に報告した原爆投下による死者数を大幅に改め、1945年の年末までの死者を即死と扱い、その総数を広島、長崎合わせて22万プラス・マイナス1万と訂正した。

6. 被爆者の集団訴訟と内部被曝問題への国民の認識広がる

　2003年から7年間、内部被曝の有害性をめぐって306名の被爆者が政府を相手に集団訴訟で争い、全国28の地方裁判所で被爆者が勝利し、大新聞が連日、内部被曝の文字を紙面で報道したため、国民の間に原爆放射線被害、特に内部被害の存在が認識されるようになった。しかし、日本政府はまだ低線量内部被害が有害で危険なことを認めようとせず、従来の被爆者対策に誤りはなかったと開き直っている。これは軍事機密を口実したアメリカの核政策からの陰の圧力ではないかと推定されている。

　今回の福島原発による内部被曝問題が全国の子を持つ母親に深刻な心配と不安を与えている背景に、この自主性のない日本政府の核政策に対する曖昧な姿勢が反映していると筆者は憂いている一人であり、あれこれの小手先の施策の模索の前に、日本国の立国の基本に視野をひろげて議論すべき時ではないかと筆者は考えている。御一考を乞う。

7. 母親の心配と不安に応える啓蒙活動

　子どもを持つ母親の放射線被害に対する心配と不安は想像以上に大きく、全国的に広がっている。これに対する政府、東電、関係学者、専門家の姿勢や発表の内容は、ほとんどが国民の命の危険と生活に対する不安の声に応えるものでなく、原子力発電の持続と増強を求める業界の声に応えるものと受け取らざるをえない実情である。筆者の経験に寄れば、啓蒙を必用とする課題は、
① 放射線そのものについて
② 外部被曝、内部被曝の意味
③ 自然放射線に対する人間の持つ免疫能力
④ 人工放射線（核兵器の爆発、原子力発電所で作られる）と人間

との関係
⑤ 放射線被曝による被害の治療法はなく、薬も注射も効果はないこと
⑥ 放射線被害に対しては被曝した個人が自分の生命力の力と生活の仕方で病気の発病を予防し、放射線と闘って生きる以外にないこと
⑦ 放射線の出ている原発からできるだけ遠くへ移住し、また放射線で汚染された食物や水を飲んだり食べたりしないことといわれるが、それができる人にはよいことだが、できない人はどうするかが極めて大事なことで、この問題にどう応えるのかが、この問題の最重要課題である

8. 被曝者の何十年もかけた命がけの経験

　被爆者運動のなかには何十万という被爆者が、何十年もの年月をかけて放射線に負けずに長生きするために努力した経験の蓄積がある。日本原水爆被害者団体協議会（日本被団協）は組織内の相談活動を通じて、長生きに必要な生き方を30年間毎月1冊ずつ、計26冊のパンフレットを発行し、その中で人間の誰もが行なう行為、①睡眠、②食事、③排泄、④労働（肉体と精神）、⑤休養と遊び、⑥セックスの6つを、それぞれ、生理的に定められた枠内で正しく行なって生きることをみんなで学び、励まし会って実行してきた。今年の3月で90歳以上をふくむ21万人強の被爆者が生き残っているのは、そうした自主的な運動の成果だったと思っている。この経験を、この本の読者や悩んでいるお母さんたちに届ける方法を相談したいと思っている。
　基本は、大人について言えば、襲いかかる放射線とは、自分が自分の命の主人になって闘って生きること。子どもは、両親が模範的な自分たちの生活の仕方を見せ、体と心の発育については厳しくしつけることしかない。ただし、子どもについては今の実情のなかで

は、少なくとも福島県の小学生と中学生は、原発の放射線放出が確実に止まるまでは政府の施策で強制疎開すべきだと私は考えている。受け入れる地方の県、市町村はかなりあると聞いている。

9. 終わりに

　内部被曝研究会は今でもいろいろな職種の人が集まっていて、医師や弁護士や学者がいれば、肩書きも特殊な技術もない一般職の方々もおられると聞いている。それらの方々が心と力を合わせて放射線の内部被曝の被害と闘っていく方法や道すじを、話し合い、相談し合って、少しでも有効な方向を見つけ、発言し、啓蒙し、実践して、今まで人類が経験したことのない課題に立ち向かう出発点に立っている。何もかもが未知の新しい道を歩くのだから、みんな遠慮なく発言し、みんなで考え、一致したことを確実に行なっていくことになる。その意味では事務局の役割が大変、大事で重いと思われる。会員は各自、積極的に事務局の計らいや連絡に結集して、円滑に、遅滞なく会の活動が進むことを念願して、巻頭の言葉といたします。

内部被曝からいのちを守る　目次

巻頭のことば　内部被曝の被害と闘うために――
　肥田舜太郎 002

刊行にあたって――**澤田昭二** 010

Ⅰ　いのちを守るために――
「市民と科学者の内部被曝問題研究会」の結成にあたって

- 「市民と科学者の内部被曝問題研究会」結成のよびかけ 014
- 日本へのメッセージ① 福島の原子炉災害の後も
  放射線防護の原則を無視することは許されない――
  セバスチャン・プフルークバイル 020
- 日本へのメッセージ② 親愛なる日本の友人の皆さん、
  そして同職の皆さんへ――**アンジェロ・バラッカ** 026

Ⅱ　内部被曝の危険性を明らかにする

- 放射線による内部被曝研究の現段階――**澤田昭二** 030
- 内部被曝の影響を軽視してきた歴史――**高橋博子** 047
- 低線量内部被曝こそ問題――食品の暫定基準値の欺瞞性――**生井兵治** 052
- 放射線の光と影、表と裏を見据える目を持ちたい――
  今こそ、科学・医学を客観化・相対化して考えるべきだ――**西尾正道** 054
- 郡山市における放射線による晩発障害の予測――
  チェルノブイリ原発事故に学ぶ――**松井英介** 056
- 内部被曝――放射線の危険を科学的にみる必要性と内部被曝が隠され続けた歴史――
  矢ヶ﨑克馬 071
- 放射線低線量被曝と内部被曝について――
  ECRRの基本的観点――**吉木健** 093

Ⅲ　市民は考え行動する

- お母さんの深刻な訴えが絶えないなかで――**有馬理恵** 102

- 被害者が分断され、対立させられるなかで―石田伸子 ……… 103
- 川内村から避難して―市川恵子 ……… 104
- 内部被曝は"政治"の領野にも属する問題である―岩上安身 ……… 105
- 放射能測定から明らかになってきたこと―岩田渉 ……… 106
- みんなで真剣に考えましょう―大石又七 ……… 107
- 不確実の霧の中で我々は何を羅針盤にすべきか―大沼淳一 ……… 112
- 原水爆禁止2011年世界大会「科学者集会」の成果を市民に―
  庄司善哉 ……… 113
- 内部被曝問題を考えることの重要性―末永恵子 ……… 113
- 今こそ望まれるのは、人間性を持った科学、人の痛みを感じる国家では―
  鈴木則雄 ……… 114
- チェルノブイリをくりかえさないために―隅田聡一郎 ……… 115
- 人間を守るための科学を―高橋博子 ……… 116
- 予防原則に則り低線量内部被曝の危険性を考慮した対策が必要―
  生井兵治 ……… 116
- 数十年にわたって被曝者を苦しめる内部被曝―中須賀徳行 ……… 117
- 超長期の内部被曝禍への対策を―古瀬和寛 ……… 117
- 内部被曝の理解をひとりでも多くのひとに―松井英介 ……… 118
- 子どもたちのいのちを脅かすものの正体を突きとめたい―松井和子 ……… 118
- いま必要なのは「安心できる環境を整える」こと―丸森あや ……… 119
- 内部被曝の恐ろしさを正しく伝えなければ―牟田おりえ ……… 120
- 政府の「放射線は危険ではない」キャンペーンを覆すために―
  守田敏也 ……… 120
- 科学技術を我々市民の手に取り戻すために―柳原敏夫 ……… 121
- 放射線学を命を守る学問へ―矢ヶ崎克馬 ……… 122
- 隠された被曝の危険を暴く研究を―山田耕作 ……… 122
- わたしたちは内部被曝の真実を明らかにする責任がある―山田真 ……… 123
- 市民を守るための情報発信を―吉田邦博 ……… 124

Ⅳ　内部被曝研について

　　「市民と科学者の内部被曝問題研究会」会則 ……… 126
　　内部被曝研結成の経緯と活動計画 ……… 129
　　連絡先および入会方法 ……… 130

あとがき ……… 131

刊行にあたって

澤田昭二 (さわだ・しょうじ)
素粒子物理学、被爆者

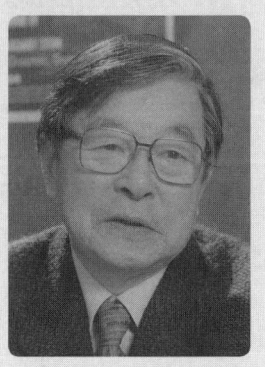

1931年広島市生まれ。広島大学理学部卒(物理学科)の後、広島大学で素粒子論を専攻(理学博士)。1966年から名古屋大学に移り、1995年定年退職。名古屋大学名誉教授。1990年代の終わり頃から原爆の放射線について研究。主な著書に『素粒子の複合模型』(共著、岩波書店)、『物理数学』(丸善)、『共同研究広島・長崎原爆被害の実相』(共著、新日本出版社)、『核兵器はいらない!』(新日本出版社)。共訳書として『量子論にパラドックスはない─量子のイメージ』(シュプリンガー・フェアラーク東京)、『1つの原爆10の人生』(新日本出版社)など。

　東京電力福島第一原子力発電所の事故による放射線被曝の主要なものは呼吸や飲食を通しての内部被曝です。しかし、政府や政府に助言する専門家は、内部被曝の特性を無視し、その健康影響を意図的に過小評価しています。そこで内部被曝の問題について科学的な根拠にもとづいた正しい理解のもとに放射線による健康被害から命を守ることが求められています。「市民と科学者の内部被曝問題研究会」(略称:「内部被曝研」)は、市民と科学者が共同して内部被曝の問題を、科学的に事実に基づいて客観的に捉え、これを広く社会に伝えることをめざして発足しました。

１．内部被曝を軽視したり無視する背景には、アメリカをはじめとする核兵器国の核戦略や原発推進政策があり、これに従属した日本政府などの政策があります。これらの政策の影響下で組織された国際放射線防護委員会(ICRP)、国際原子力機関(IAEA)、国連科学委員会(UNSCAER)などは、広島・長崎原爆の放射性降下物による被曝影響を無視した放射線影響研究所(RERF)の研究に依存し、チェルノブイリ原発事故による健康被害

を過小評価してきました。これらさまざまな国際研究機関の成り立ち、内部被曝を軽視してきた歴史的経緯と背景も科学的な事実と公開された機密文書などにもとづいて明らかになってきました。

２．1940年代の終わり、トルーマン米大統領の指示で広島市と長崎市に設置された原爆傷害調査委員会（ABCC）の主要な目的は、原爆から放出される初期放射線による人体影響の調査・研究でした。そして誘導放射化物質や放射性降下物による被曝影響は小さいとして実質無視してきました。1975年にABCCが閉鎖されて、日米共同運営として放射線影響研究所（放影研）が発足しましたが、放影研はABCCと同様に初期放射線の影響の研究に重点を置き、残留放射線による被曝影響は研究していません。そのため、内部被曝の研究が大幅に遅れています。これが放影研の研究結果に大きく依存してきたICRPの放射線防護の基準において内部被曝を軽視することにつながっています。

３．原爆被爆者が自分の病気は原爆放射線によると考えて厚生労働大臣に申請しても、厚労省の審査会が原爆症認定基準に基づいて放射線の影響ではないとして、認定申請を却下し続けてきました。その認定基準は放影研の研究結果に大きく依存しています。2003年、日本被団協の呼びかけで原爆症認定集団訴訟が始まりました。この裁判における原告被爆者の証言と、被爆実態に基づく科学的・医学的研究によって、内部被曝の影響が深刻であることがわかり、内部被曝の重要性を認めた判決によって被爆者は28連勝しました。ところが厚労省はいまだに放射性降下物による被曝影響を認めていません。これが福島原発事故の被曝対応にもつながっています。

４．チェルノブイリ原発事故による被曝影響についてもICRPなどの国際組織は軽視してきました。2008年に発表した国連科学委員会のチェルノブイリ事故の放射線の健康影響についての報告は「青

少年期の放射性ヨウ素への被曝と大量放射線被曝をした緊急作業者を除けば、大部分の人びとには健康問題のおそれはない。大部分の労働者と公衆は自然放射能と同様か高々その数倍の低線量被曝で、その被曝線量は減少し続けている。放射線学の立場からは個々人の健康問題の展望は明るい」と述べています。実際には、広範な人びとが癌をはじめさまざまな放射線被曝の後遺症に苦しんでいることが、地元の科学者によって明らかにされ、ドイツ反核医師の会の報告にも紹介されています。

5．以上のような状況において、内部被曝に重点を置いた放射線被曝の研究を、市民と科学者が協力しておこなうことが必要であると、10月以来何度か集まって検討を重ね、賛同してくださる方々がしだいに増えて、市民と科学者の内部被曝問題研究会を組織することになりました。専門性は問わないで、内部被曝問題に関心のある方々のご参加を呼びかけます。

6．本書は「内部被曝研」と、呼びかけ人の紹介、各界からの「内部被曝研」への期待、さらに市民を対象にしたこれまでの研究成果の論文の紹介です。

I いのちを守るために──

「市民と科学者の内部被曝問題研究会」の結成にあたって

市民と科学者の内部被曝問題研究会
(略称:内部被曝研)

Association for Citizens and Scientists Concerned about Internal Radiation Exposures
(ACSIR)

結成のよびかけ

　東日本大震災にさいして起こった東京電力福島第一原子力発電所事故は深刻な被害をもたらしています。広範な地域が汚染され、多くの人々が被曝していのちと暮らしを脅かされています。

　原発事故による放射線被曝の主要なものは、呼吸や飲食を通しての内部被曝です。政府や政府に助言する専門家は、被曝影響の評価を主として測定しやすいガンマ線に頼っています。しかし、内部被曝では、ベータ線やアルファ線の方がガンマ線よりはるかに大きな影響を与えます。政府と東電は、ベータ線を放出するストロンチウム90や、アルファ線を放出するプルトニウム239などの測定をほとんど行なっていません。彼らは、内部被曝の特性とその健康影響を意図的に無視し続けています。

　その背景には、アメリカの核戦略や原発推進政策があります。これらの政策の影響下で組織された国際放射線防護委員会（ICRP）などの機関は、広島・長崎原爆の放射性降下物による被曝影響を無視した放射線影響研究所の研究に依存し、日本政府は福島原発事故の被曝に関しても、「100 mSv 以下では病気を引き起こす有意な証拠はない」とするなど、事実を覆い隠し、被曝限度に高い線量値を設定して、市民のいのちを守ろうとはしていません。

　いま求められているのは、核兵器政策や原発推進政策に影響され

た研究ではなく、内部被曝を含めて、被曝実態に基づいた放射線による人体影響の真に科学的な研究を推進することです。これは国際的・全人類的課題です。そして今、福島の原発事故の被害について、市民の立場に立った民主的で科学的な対応が求められています。市民にとって必要なのは、被曝を防ぐ食品・食料対策と被害の補償、放射能にさらされない生活・労働環境などです。市民の安全に生きる権利が認められるべきで、そのためには、放射線被曝に関する正しい知識を持った主権者としての市民の力を確立しなければなりません。

このような状況において、内部被曝に重点を置いた放射線被曝の研究を、市民と科学者が協力して行なうために、標記（仮称）のような研究会を組織して以下のような活動を行なうことを呼びかけます。

2011年12月

活動内容

(1) 内部被曝に重点を置いた放射線による被曝影響の科学的研究。
(2) 放射線影響に関する研究体制の形成に関する政治的・歴史的経緯の研究。
(3) 事実と実態に基づく放射線影響に関する研究体制の構築。
(4) 若手研究者の参加を促す活動。
(5) (1)～(3)に関する学習会・研究会と市民を対象にしたシンポジウムの開催。
(6) (1)と(2)に関する研究成果の論文・著書の紹介と出版。
(7) 政府・行政および諸機関と市民社会への提言。
(8) プレス・リリース・記者会見・ウェブ等によるメディアへの情報提供。
(9) 上記の活動を推進する体制づくりなど。

Join and Participate in Association for Citizens and Scientists Concerned about Internal Radiation Exposures
(ACSIR)

The accident of Tokyo Electric Power Company (TEPCO)'s Fukushima Daiichi Nuclear Power Plant caused serious harm. Vast areas have been contaminated with radiation, and the lives of a large number of people are threatened.

The major effects of radiation from the accident are caused by internal exposure by inhaling or ingesting food and drink. In measuring the doses of exposure to radiation, the government and its professional advisors have relied mainly on gamma rays which are easy to detect. But, in terms of internal radiation exposure, beta and alpha rays have a far more serious effect than gamma rays. The Japanese government and TEPCO hardly measure such isotopes as beta emitting strontium-90 or alpha emitting plutonium-239. They have been deliberately ignoring the characteristics of internal exposure and its effects on the health.

Behind this lie the nuclear strategies and nuclear power policies of the United States. Influenced by these policies, international organizations such as the International Commission on Radiological Protection (ICRP) were established. They have relied on the research by Radiation Effects Research Foundation which has been ignoring the effect of radiation exposures from fallouts of Hiroshima and Nagasaki Atomic bombs. With regard to the Fukushima accident, the Japanese government makes such claims as "there is no statistically significant evidence to prove that the radiation doses under 100mSv cause diseases", and they continue to cover up the real facts on the effects of exposure to radiation. They set a high dose for the dose limit of exposure, and consequently they are not protecting the lives of citizens.

What is now needed is the promotion of truly scientific studies about the effects of radiation on the human body that are based on facts and actual radiation exposures including internal exposure, and not on policies that promote nuclear weapons and nuclear power.

This is an international issue and a task for all human kind. And it is now required that the effects of the Fukushima accident are dealt with scientifically and democratically from the viewpoint of citizens. This includes appropriate measures to protect food and drink from radiation contamination, compensation for the damage, and safeguards so that people can live and work without radiation exposure. The right of every citizen to live safely must be recognized. For this, we must establish the sovereignty of the people who are rightly provided with correct information about radiation exposure.

For these reasons and in these circumstances, in cooperation with citizens and scientists, we form an association to study radiation exposure with emphasis on internal exposure, and we invite you to participate with us in the following activities.

(1) Scientific studies of the effects of internal radiation exposure.
(2) Studies of history and politics of the formation of research and advisory organizations about radiation effects.
(3) Construction of a research system of facts-oriented radiation effects based on reality.
(4) The encouragement of young researchers to participate in this work.
(5) Offering symposiums and study meetings about the above (1)(3) for citizens.
(6) Introducing and publishing academic articles and books about the above (1) and (2).
(7) Making recommendations to the government, administrations and related organizations as well as to the public.
(8) Informing the media through news conferences, press releases, electronic media.
(9) Construction of a system to promote the above activities.
20 December, 2011

よびかけ人氏名 (アルファベット順)

藤原寿和（化学・廃棄物処分場問題全国ネットワーク共同代表）
FUJIWARA Toshikazu (Chemistry, Co-reprensentative, National Network of Waste Repository Problems)

古瀬和寛（医師、脳神経外科）
FURUSE Masahiro (M.D., Neurosurgery)

肥田舜太郎（被爆医師）
HIDA Shuntaro (M.D., Hiroshima bomb survivor)

一瀬敬一郎（弁護士・NPO731部隊細菌戦資料センター理事）
ICHINOSE Keiichiro (Lawyer, Trustee, NPO Archive Center of Unit 731 Chemical Warfare)

岩田　渉（市民放射能測定所・理事）
IWATA Wataru (Director of Citizen's Radioactivity Measuring Station,)

松井英介（医師、放射線医学・呼吸器病学）
MATSUI Eisuke (M.D., Radiology, Pneumology)

松井和子（発達教育学）
MATSUI Kazuko (Education for Human Development)

守田敏也（ジャーナリスト・社会的共通資本研究）
MORITA Toshiya (Journalist, Research of Social Common-Capital)

牟田おりえ（文学）
MUTA Orie (Literature)

中村梧郎（フォト・ジャーナリスト）
NAKAMURA Goro (Photo Journalist)

中須賀徳行（化学）
NAKASUKA Noriyuki (Chemistry)

生井兵治（遺伝・育種学）
NAMAI Hyoji (Genetics and Breeding Science)

西尾正道（医師、放射線医学、北海道がんセンター院長）
NISHIO Masamichi (M.D., Radiology, Director of Hokkaido Cancer Center)

大石又七（元第五福竜丸乗組員・ビキニ水爆被爆者）
OISHI Matashichi (former crew of the Lucky Dragon, Bikini Atoll H-bomb survivor)

大沼淳一（環境学・名古屋市民放射能測定センター運営委員）
OHNUMA Juniti (Environmentology, Nagoya Citizen's Radioactivity Measuring Station, Committee Member)

大和田幸嗣（分子細胞生物学）
OWADA Koji (Molecular Cell Biology)

澤田昭二（素粒子物理学、被爆者）
SAWADA Shoji (Particle Physics, Hiroshima bomb survivor)

庄司善哉（食品微生物学）
SHOJI Zenya (Food microbiology)

隅田聡一郎（セイピース・代表）
SUMITA Soichiro (Solidarity among the Asian Youth for Peace PROJECT, Representative)

鈴木則雄（ジャーナリスト）
SUZUKI Norio (Journalist)

高橋博子（歴史学）
TAKAHASHI Hiroko (History)

田代博之（弁護士・重慶大爆撃賠償請求訴訟弁護団長）
TASHIRO Hiroyuki (Lawyer, Chief Counsel in suit for damages for victims of the bombing of Chongqing)

田代真人（ジャーナリスト）
TASHIRO, Masato (Journalist)

矢ヶ﨑克馬（物性物理学）
YAGASAKI Katsuma (Condensed Matter Physics)

山田耕作（物性物理学）
YAMADA Kosaku (Condensed Matter Physics)

山田　真（小児科医・八王子中央診療所理事長）
YAMADA Makoto (M.D., Pediatrician, Board Chairman of Hachioji Central Clinic)

（2011年12月20日現在）

福島の原子炉災害の後も放射線防護の原則を無視することは許されない

Dr. セバスティアン・プフルークバイル

放射線防護協会（訳注1）

プレスリリース（2011年11月27日、ベルリン）

放射線防護協会は呼びかける：
福島の原子炉災害の後も放射線防護の基本原則を無視することは許されない。

放射線防護協会は問う：
日本の住民は、核エネルギー利用から結果するどれだけの死者と病人を容認したいのか？

　放射線防護における国際的な合意では、特定の措置を取らないで済ませたいがために、あらゆる種類の汚染された食品やゴミを、汚染されていないものと混ぜることによって特定の放射線量を減らし「危険ではない」ものにすることを禁止しています。日本の官庁は現時点において、食品の分野、また地震と津波の被災地から出た瓦礫の分野で、この希釈禁止に違反をしています。ドイツ放射線防護協会は、この「希釈政策」を停止するよう、緊急に勧告します。さもなければ、日本のすべての住民が、忍び足で迫ってくる汚染という方式で、第二のフクシマに晒されることになるでしょう。これによって、明確な空間的境界を定め、安全に設置され、良く監視され

た廃棄物置き場を利用するより、防護はさらに難しくなります。「混ぜて薄めた」食品についてもそれは同じことが言えます。現在のように汚染された物質や食品を取り扱っていくと、住民の健康への害をより拡大することになります。

　現在日本では、汚染物質が全県へ分散され、焼却や灰による海岸の埋め立てなどが始められようとしていますが、放射線防護の観点からすれば、これは惨禍であります。これでは、ごみ焼却施設の煙突から、あるいは海に投入される汚染灰から、これらの物質に含まれている放射性核種が計画的に環境へと運び出されてしまいます。放射線防護協会は、かくなる諸計画を中止するよう緊急に勧告します。

　ドイツでの数々の調査では、チェルノブイリ以降、胎児や幼児が放射線に対し、それまで可能だとされていた以上に大変感受性が強いことが示されています。チェルノブイリ以降の西ヨーロッパでは、乳児死亡率、先天的障害、女児の出生率の減少などの領域（訳注2）で非常に著しい変化が起こっています。すなわち、中程度、さらには非常に低度の線量の増加に何十万人もの幼児が影響を受けているのです。ドイツの原子力発電所周辺に住む幼児たちの癌・白血病の調査（原注：KiKK研究）も、ほんの少しの線量増加でさえ、子どもたちの健康にダメージを与えることを強く示唆しています。

　放射線防護協会は、少なくとも汚染地の妊婦や子供のいる家庭を、これまでの場合よりももっと遠くへ移住できるよう支援することを緊急に勧告します。協会としては、子供たちに20ミリシーベルト（年間）までの線量を認めることは、悲劇的で間違った決定だと見ています。

　日本で現在通用している食物中の放射線核種の暫定規制値は、商業や農業の損失を保護するものですが、しかし住民の放射線被害に

ついては保護しません。この閾値は日本政府が、著しい数の死に至る癌疾患、あるいは死には至らない癌疾患が増え、その他にも多種多様な健康被害が起こるのを受容できると表明したものに等しいものであると放射線防護協会は強く指摘します。いかなる政府もこのようなやり方で、住民の健康を踏みにじってはならないのです。

　放射線防護協会は、核エネルギー使用の利点と引き換えに、社会がどれほどの数の死者や病人を許容するつもりがあるのかについて、すべての住民の間で公の議論が不可欠と考えています。この論議は、日本だけに必要なものではありません。その他の世界中でも、原子力ロビーと政治によって、この議論はこれまで阻止されてきたのです。

　放射線防護協会は、日本の市民の皆さんに要望します。できる限りの専門知識を早急に身につけてください。皆さん、どうか食品の暫定規制値を大幅に下げるよう、そして厳しい食品検査を徹底させるように要求してください。すでに日本の多くの都市に組織されている独立した検査機関（訳注3）を支援してください。

　放射線防護協会は、日本の科学者たちに要望します。どうか日本の市民の側に立ってください。そして、放射能とは何か、それがどんなダメージ引き起こしえるかを、市民の皆さんに説明してください。

放射線防護協会
会長　Dr. セバスティアン・プルークバイル

（翻訳は、blaumeise.leinetal さん、梶村太一郎さん）

　　（訳注1）ドイツ放射線防護協会：http://www.strahlentelex.de/
　　（訳注2）西ヨーロッパ各国での調査研究では、チェルノブイリ以降、たとえばそれまでの男

女の胎児の比率が女子の目立った減少として確認されている。2010年。

出　典：Von Dr. Hagen Scherb, Epidemiologe, Institut für Biomathematik und Biometrie am Helmholtz Zentrum München:

www.strahlentelex.de/Stx_10_558_S01-04.pdf

（原注）ドイツ連邦環境省の原子炉安全及び放射線防護庁による委託研究：「原子力発電所周辺における幼児発癌に関する疫学的研究」2007年。

出　典：KiKK-Studie: Peter Kaatsch, Claudia Spix, Sven Schmiedel, Renate Schulze-Rath, Andreas Mergenthaler, Maria Blettner: Umweltforschungsplan des Bundesumweltministeriums (UFOPLAN), Reaktorsicherheit und Strahlenschutz, Vorhaben StSch 4334: Epidemiologische Studie zu Kinderkrebs in der Umgebung von Kernkraftwerken (KiKK-Studie), Mainz 2007.

www.bfs.de/de/bfs/druck/Ufoplan/4334_KiKK_Gesamt_T.pdf (7,27 MB)

これは2003年から4年をかけた非常に膨大（330頁）な研究ですが、冒頭に簡単な英文サマリーもあります。

（訳注3）ドイツ放射線防護協会は、チェルノブイリの直後からドイツ全国で盛んになった市民による、独立した「市民放射線測定所」設立の経験に基づき、日本全国の47都道府県で、主に食品検査に必要なガンマー線測定器を寄贈する募金を始めており、11月に最初の送金をしています。

Berlin, den 27. November 2011
Pressemitteilung

**Gesellschaft für Strahlenschutz:
Die Grundregeln des Strahlenschutzes dürfen auch nach der Reaktorkatastrophe von Fukushima nicht mißachtet warden**

**Die Gesellschaft für Strahlenschutz fragt:
Wie viele Tote und Kranke infolge der Kernenergienutzung will die Bevölkerung akzeptieren?**

Es gibt einen internationalen Konsens im Strahlenschutz, der es verbietet, kontaminierte Nahrungsmittel oder Abfälle aller Art dadurch „ungefährlich" zu machen, daß man sie mit nicht kontaminierten Materialien vermischt und damit die spezifische Aktivität verringert. Die japanischen Behörden verstoßen gegenwärtig gegen das

Verdünnungsverbot im Bereich der Nahrungsmittel und im Bereich der Beseitigung von Bauschutt aus der Region, die von Erdbeben, Kernkraftwerksunfall und Tsunami heimgesucht wurde. Die deutsche Gesellschaft für Strahlenschutz empfiehlt dringend, diese „Verdünnungspolitik" zu unterlassen; andernfalls würde die gesamte japanische Bevölkerung einem zweiten Fukushima in Form einer schleichenden Kontamination ausgesetzt. Davor kann man sich schlechter schützen als vor räumlich klar begrenzten, sicher gestalteten und gut bewachten Deponien. Entsprechendes gilt für die „verdünnten" Nahrungsmittel. Der gegenwärtig praktizierte Umgang mit kontaminierten Materialien und Nahrungsmittel wird die gesundheitlichen Schäden in der Bevölkerung vergrößern.

Die in Japan begonnene Verteilung von kontaminiertem Material auf alle Präfekturen, dessen Verbrennung und die Verwendung der Asche beispielsweise zur Neulandgewinnung an der Küste ist aus Sicht des Strahlenschutzes eine Katastrophe. Dadurch werden die in diesen Materialien enthaltenen Radionuklide systematisch in die Umwelt gebracht – über die Schornsteine der Müllverbrennungsanlagen oder die ins Meer geschüttete kontaminierte Asche. Die Gesellschaft für Strahlenschutz empfiehlt dringend, diesbezügliche Pläne aufzugeben.

Zahlreiche Untersuchungen in Deutschland nach Tschernobyl haben gezeigt, daß Embryonen und Kleinkinder sehr viel empfindlicher auf Strahlenbelastungen reagieren als man das bisher für möglich gehalten hat. Hochsignifikante Veränderungen im Bereich der Säuglingssterblichkeit, der angeborenen Fehlbildungen und des Verlustes noch ungeborener Mädchen haben nach Tschernobyl in Westeuropa – d.h. bei moderat oder gar sehr gering erhöhten Strahlendosen – Hunderttausende Kinder getroffen. Auch die Untersuchungen von Krebs und Leukämie bei Kleinkindern in der Umgebung der deutschen Kernkraftwerke (KiKK-Studie) deuten nachdrücklich darauf hin, daß schon sehr geringe Erhöhungen der Strahlendosis die Gesundheit der Kinder beeinträchtigen.
Die Gesellschaft für Strahlenschutz empfiehlt dringend, wenigstens Familien mit schwangeren Frauen und Kindern weiträumiger als das bisher der Fall ist, bei der Umsiedlung aus belasteten Gebieten zu unterstützen. Die Gesellschaft für Strahlenschutz sieht es als tragische Fehlentscheidung an, Kindern eine Strahlendosis von 20 Millisievert pro Jahr zuzumuten.

Die gegenwärtig in Japan geltenden Grenzwerte für Radionuklide in Nahrungsmitteln schützen zwar Handel und Landwirtschaft vor Verlusten – aber nicht die Bevölkerung vor Strahlenschäden. Die Gesellschaft für Strahlenschutz weist nachdrücklich darauf hin, daß diese Grenzwerte bedeuten, daß die japanische Regierung eine erhebliche Anzahl tödlich verlaufender Krebserkrankungen, eine erhebliche Anzahl nicht tödlich verlaufender Krebserkrankungen und ein breites Spektrum anderer Gesundheitsschäden als akzeptabel erklärt. Keine Regierung darf auf diese Weise die Gesundheit der Bevölkerung mit Füßen treten.

Die Gesellschaft für Strahlenschutz hält es für unbedingt erforderlich, daß eine öffentliche Diskussion in der ganzen Bevölkerung darüber stattfindet, wie viele Tote und Kranke die Gesellschaft für die Vorteile der Kernenergienutzung zu akzeptieren bereit ist. Diese Diskussion ist nicht nur in Japan erforderlich – sie ist auch im Rest der Welt von der Atomlobby und der Politik bisher verhindert worden.

Die Gesellschaft für Strahlenschutz appelliert dringend an die Bürger Japans: machen Sie sich sachkundig so gut Sie können. Fordern Sie eine drastische Senkung der Grenzwerte für Nahrungsmittel und eine strenge Nahrungsmittelkontrolle.
Unterstützen Sie die unabhängigen Meßstellen, die sich bereits in mehreren Städten Japans gebildet haben.

Die Gesellschaft für Strahlenschutz appelliert an die Wissenschaftler Japans: Stellen Sie sich auf die Seite der japanischen Bürger, erklären Sie den Bürgern, was Radioaktivität ist und welche Schäden sie anrichten kann.

Gesellschaft für Strahlenschutz e.V.
Dr. Sebastian Pflugbeil
Präsident

親愛なる日本の友人の皆さん、そして同職の皆さんへ

アンジェロ・バラッカ
フィレンツェ大学、数学・物理学・自然科学学部教授

　ここに連帯の思いをこめて今後の成果を願いながら、心からの熱い声援の挨拶をお伝えできるというのは、私にとって本望であり名誉あることです。現状のなかで設立された内部被曝研究会（ACSIR）は、これからの皆様の国の将来の選択にあたって、そればかりか、今後の世界の原子力エネルギーと安全性のあり方において重要な役割を果たしてゆくに違いないと確信しております。

　何よりもまず、去年の3月11日の原発事故によって厳しい試練のなかにある日本の方々に連帯の念を新たに表明いたします。イタリアの科学者たちやイタリア在住の日本人たちと共に、状況の進展、放射能汚染の広がりおよび深刻化、それに伴う内部被曝のインパクトと健康被害についての情報を絶えず追っています。そして悲劇的にも、人びとの苦しみを前にして冷笑と無関心さを示し、データを捏造して自己保身ばかりを追う原子力産業の欺瞞というものを、またしても確認することになりました。

　どこであっても原子力産業は市場に出ることもなく国からの助成にのみ頼っており、事故があれば、その甚大な被害結果は行政が負うことになるのです。今では、もはや事故は避けられないものであり、数年ごとに繰り返されていることは周知の事実です。

　福島第一原発事故に対応してシステムと基準が改定されれば、コストはさらに増大化して支えきれなくなってしまうでしょう。大国の多くが原子力エネルギーからの撤退を始めています。イタリア国民は、イタリア政府の新たな原子力政策に対して、去年の6月に2度目の拒否の決断を下しました。その際に、日本の人びとが被った

犠牲から引き起こされた強い思いが決定的だったのは確かです。フランスにおける次期選挙は、同国の原子力政策の見直しと今後の縮小化の始まりとなるかもしれません。あらゆる国において、原子力エネルギーに対する反対の声が高まっています。日本が原子力エネルギーから完全に脱することになるなら、世界中の原子力産業への大きな一撃となります。そのなかで、皆様の貢献はきわめて重要な意味をもつことになります。

　代替手段はあります。人類と地球の未来を救うためには、エネルギー消費を縮減するしかありません。それはまた、より健全な暮らしと、自然との共生を取り戻すことにつながります。再生可能テクノロジーの分野で世界の最先端にある日本は、私たちに新しい道を示すことができるのです。

　最後に、再び熱い声援と連帯と願いを込めて、イタリアの科学者仲間と共に、凡庸ながらも私にある限りの知見でもって積極的に皆様との関係をさらに深め、その活動に協力してゆくことをお約束します。［訳：松本春海］

Angelo Baracca

Università degli Studi di Firenze, Facoltà di Scienze Matematiche, Fisiche e Naturali

Carissime/i amiche/i e colleghi giapponesi,

è per me un grandissimo piacere, e un onore, potervi inviare questo caloroso saluto, segno di solidarietà ed augurio. Sono certo che in questo momento la fondazione della vostra associazione ACSIR potrà giocare un ruolo importantissimo per le scelte future del vostro paese, ed anche per il futuro dell'energia nucleare, e la sicurezza, in tutto il mondo.

　In primo luogo desidero esprimere ancora una volta tutta la mia solidarietà con il vostro popolo per la prova durissima a cui e' stato sottoposto per il disastro nucleare dell'11 marzo scorso.

Con i colleghi italiani, e molti cittadini giapponesi residenti in Italia, continuiamo a seguire gli sviluppi della situazione e le notizie sulla diffusione e la gravità della contaminazione radioattiva, il suo impatto per l'esposizione interna e le conseguenze sulla salute. Si conferma in modo drammatico la falsità dell'industria nucleare, interessata solo alla difesa dei propri interessi, cinica e indifferente alle sofferenze della popolazione, pronta a coprire e falsificare i dati.

L'industria nucleare e' sempre stata fuori mercato, e si regge solo sulle sovvenzioni statali e su una legislazione che scarica il carico delle colossali conseguenze in caso di incidenti, che ormai sappiamo essere inevitabili e ripetersi con frequenze di pochi anni.

L'adeguamento dei sistemi e delle norme di sicurezza dopo gli incidenti di Fukushima aumenteranno ancora i costi in modo insostenibile. Molti paesi importanti stanno decidendo di rinunciare all'energia nucleare. Il popolo italiano nel giugno scorso ha deciso per la seconda volta il rifiuto dei programmi nucleari: e si deve riconoscere che l'impressione per il sacrificio a cui e' sottoposto il popolo giapponese e' stato fondamentale per questa decisione. Le prossime elezioni politiche in Francia potrebbero portare ad una futura revisione e riduzione dei programmi nucleari. L'opposizione all'energia nucleare cresce in tutti i paesi. La decisione definitiva del Giappone di uscire dall'energia nucleare, per la quale il vostro contributo avrà un'importanza fondamentale, sarà un colpo gravissimo per l'industria nucleare in tutto il mondo.

Le alternative esistono. La riduzione dei consumi energetici e' inevitabile se vogliamo salvare il futuro del genere umano e del Pianeta, e ci aiuterà a recuperare una vita più sana e un equilibrio con la Natura. Il Giappone è all'avanguardia nel mondo in molte tecnologie rinnovabili, e potrà indicare nuove strade a tutti noi.

Ancora una volta il mio caloroso saluto, la mia solidarietà, il mio augurio, confermando la mia disponibilità e interesse ad approfondire la nostra collaborazione ed a contribuire alla vostra azione, unitamente ad altri colleghi italiani. con tutte le modeste conoscenze di cui dispongo.

II 内部被曝の危険性を明らかにする

放射線による内部被曝研究の現段階

澤田昭二 (さわだ・しょうじ)
素粒子物理学

1. はじめに

　3月11日の巨大地震と大津波によって東京電力福島第一原発の1号炉から4号炉まで相次いで水素爆発を伴う大事故を引き起こした。この事故はスリーマイル島原発事故を上回り、チェルノブイリ事故に次ぐレベル7の大事故とされ、今なお大気と海に放出された放射性物質が広範囲に拡がっている。避難区域の住民は長期的避難を余儀なくされ、行政が指定していない高汚染地域も多数存在して、自主的に避難している人も多くいる。さらに福島県と関東地方の農作物や魚の汚染による出荷禁止や操業禁止措置なども深刻な影響をもたらしている。

　今回の放射線被曝は、広島・長崎原爆の原子雲から降下した放射性降下物による被曝と共通性がある。しかし、米国政府の核政策のなかで放射性降下物による影響は隠蔽され、日本政府と多くの放射線影響の専門研究者も、放射性降下物による被曝を無視できるとしてきた。これにたいし、原爆被爆者は2003年から、国にたいして全国的な集団訴訟に取り組み、原爆による放射性降下物の影響を不当に無視した岡山地裁判決を唯一の例外として、現在までに地裁と高裁で28連勝している[1]。この集団訴訟では、放射性降下物による被曝影響無視の非科学的被爆者行政にたいし被爆者の間に起こった事実に基づいた批判が行なわれた。その結果、今回の事故による被曝について、政府も内部被曝にふれるようになったものの過小評価を続け、放射線影響の研究者を含めて、内部被曝に関する理解は不十分なままである。

　行政やこれに従属した科学者や専門家が、意識的に住民の不安を回避する目的で100ミリシーベルト以下では、がんなどが発症する有意な証拠はないなどと根拠のない発言をしている。事実に基づく科学者の批判を聞いて、市民の行政不信がいっそう広がっている。文部科学省は従来の「安全神話」

に基づく小・中・高校生用の副読本と教師用の指導の手引きが使用不能になったため、新たに副読本と指導の手引きを発刊して、これをテキストとして講習会を開いている。しかし、テキストには「安全神話」が、福島原発事故に繋がったことについての反省はまったくない。さらに 100 ミリシーベルト以下では「がん死亡が増えるという明確な証拠がない」とし、指導の手引きには「大集団に対する微量の被曝がもたらすがん死亡数を計算するのは避けるべきである」と、国際放射線防護委員会（ICRP）の 2007 年勧告を無批判に引用している。後に詳しく述べるように、ICRP などの国際組織の多くが核兵器国の核政策や原発推進政策に従っている。また日本政府などもその影響下にあり、放射線被曝から国民を防護する姿勢が弱い。こうした問題を歴史的事実に基づいて市民社会のなかに伝え、原爆被爆者の被曝影響に基づく科学的研究によって、内部被曝を含めた被曝影響を解明し、核兵器と原発のない世界を実現し、真の放射性防護の環境づくりに貢献しなければならない。

本稿では、広島・長崎原爆の被曝実態に基づいて、内部被曝に重点を置いて原発事故による放射線被曝について考察する。

2. 放射線の人体影響

放射線にはアルファ線、ベータ線、ガンマ線、X 線、中性子線などさまざまなものがある。ベータ線は電子、アルファ線はヘリウムの原子核で、放射性原子核から数千電子ボルトないし数百万電子ボルトのエネルギーを持って放出された量子（量子化された波の塊）である。ここで電子ボルトはミクロの世界のエネルギーの単位で、eV と記し、電子と同じ電荷を持つ粒子が 1 ボルトの電位差の電極間で加速されて得るエネルギーが 1 eV である。X 線やガンマ線は電磁波で、光子と呼ばれる量子として放射性原子核から放出される。X 線やガンマ線の光子は、通常の可視光線や電波の光子よりもはるかに波長が短く振動数が大きい。光子の持つエネルギーは振動数に比例するので X 線の光子はおよそ 1000 eV 以上、ガンマ線の光子はおよそ 10 万 eV 以上のエネルギーを持って原子核から放出される。

ヘリウム原子核と電子は電荷を持っているので、体内を通過するとき、電

磁相互作用によって光子を放出し、この光子が、水、タンパク質、DNA など、生体分子内で原子を結合する役割を担っている電子に吸収されたり、散乱されたりして、電子にエネルギーを渡す。エネルギーを受け取った電子は分子から離脱し、その結果、水や生体分子が壊される。これが放射線による電離作用で、すべての放射線影響の始まりである。図 1 は放射線感受性の強い DNA がガンマ線とベータ線によって電離作用を受けて 2 重螺旋が切断される例を示した。

　電離作用に必要なエネルギーはせいぜい 10 eV であるのにたいし、放射線を構成する量子は数千 eV ないし数百万 eV のエネルギーを持つので、1 個の放射線の量子は、生体組織内で数百ないし数十万カ所の電離作用を引き起こす。可視光線や電波は X 線やガンマ線と同じ電磁波であるが、その光子は 1 eV に満たないエネルギーしか持たないので電離作用をせず、非電離性放射線と呼ばれる。

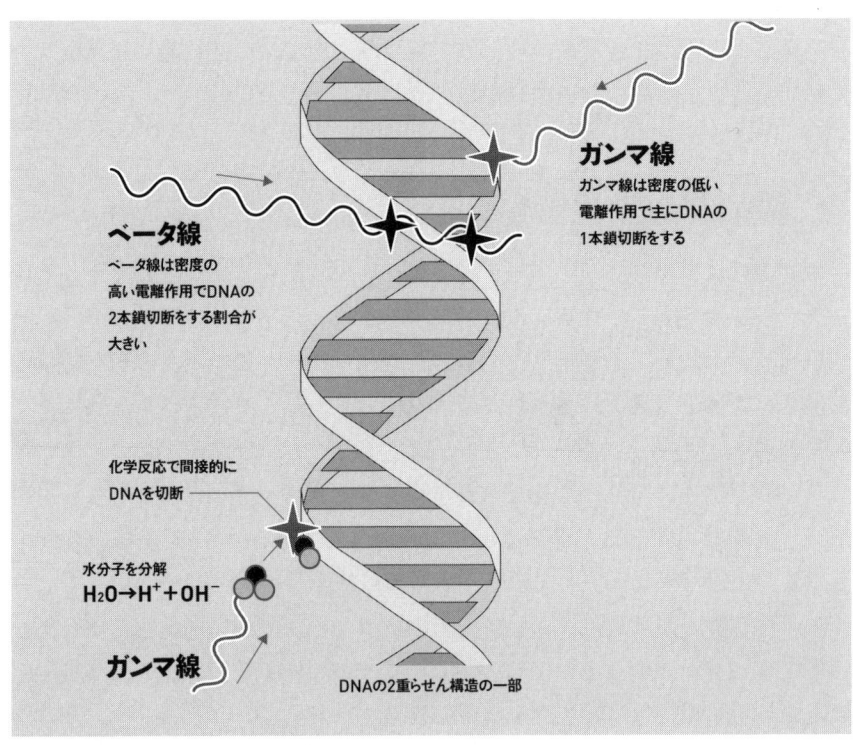

図 1 DNA 分子に対する放射線の電離作用

放射線は電離作用によって人体に障害を引き起こすので、物理学的には放射線が人体にどれくらいエネルギーを与えたかで被曝線量を表わし、人体組織1 kg当たり1ジュールのエネルギーを放射線から吸収したとき1グレイ（Gy、Gray）の吸収線量という。

　しかし、放射線の種類によって人体への障害の程度が異なるので、X線に比べて何倍の影響を与えるかを考慮した生物学的効果比（RBE、Relative Biological Effectiveness）をグレイに乗じた線量当量としてシーベルト（Sv、Sievert）が用いられる。ICRPはガンマ線とベータ線は外部被曝ではX線と同程度の影響であるとして、RBEを1とし、アルファ線のRBEを20としている。今回の福島原発事故による被曝は、1シーベルトの100分の1以下の被曝が問題になっているので1シーベルトの1000分の1のミリシーベルト（mSv）、あるいは100万分の1のマイクロシーベルト（μSv）の単位が用いられている。

　1シーベルトのガンマ線を体重50 kgの人が全身被曝すると、50ジュール＝ 3.12×10^{20} eVのエネルギーを受けたことになり、これは全身の約60兆個の細胞1個当たり平均して約50万カ所の電離作用、1ミリシーベルトでは細胞1個当たり平均500カ所の電離作用を受けることになる。電離作用を受けても、ほとんどの生体分子は、再びもとの状態に修復される。ところが、きわめて小さい確率で誤った修復が行なわれたり、修復できないことが起こり、損傷が生じる。特に電離作用がDNA分子の2重らせんの接近した箇所で起こると、切断箇所が誤って接合される確率が大きくなり、もとのDNA分子とは違うDNAになって染色体異常をつくり出し、次の細胞分裂を不可能にして急性放射線症を引き起こしたり、細胞分裂をしても、染色体異常を持つ細胞を再生して癌細胞につながる。ブーズとファイネンデーゲンの研究では1ミリシーベルトの被曝によって全身の細胞に平均してほぼ1カ所の損傷を生じるとしている[2]）。

　放射線の強さについては、放射性原子核が1秒間に何個崩壊して放射線量子を放出したかの回数を表わすベクレル（Bq）も用いられ、1 kgの物質当たり、あるいは地面の1平方メートル当たりのベクレル数が報告されている。放射性核種ごとに典型的な被曝に対してシーベルトへの換算がICRPによって提示されている。しかし、内部被曝にたいしては適切な換算はでき

ない。

3. 急性放射線症と晩発性障害

　放射線被曝による障害は、発症時期によって急性放射線症と晩発性障害とに大別される。体外から放射線を浴びる外部被曝による急性放射線症は一般には1週間から2週間後に発症し、内部被曝の場合には、取り込んだ放射性物質が放出する放射線を浴び続けるので一般的にはさらに遅れて発症する。また、がんなどの晩発性障害は被曝後数年から10年以上を経て発症する。このように放射線影響は一般に被曝からかなり遅れて発症する。このことを利用して「"直ちに"健康に影響が出るレベルではない」と影響がないかのように発表したり報道するのはごまかしである。

　100ミリシーベルトの被曝をすると被曝した細胞に平均して100カ所程度の損傷が起こり、そのため細胞死が始まる。200ミリシーベルトないし

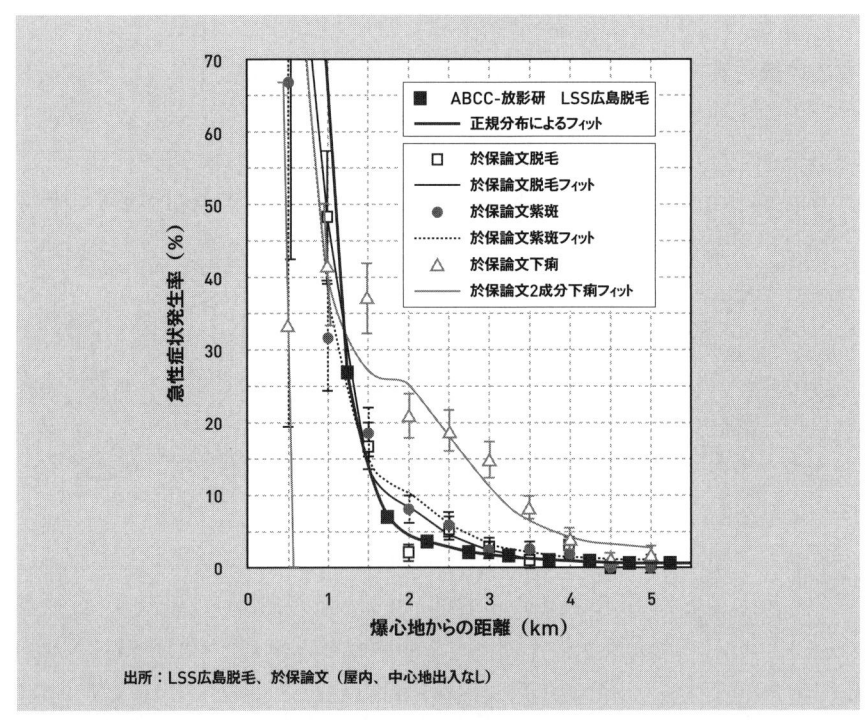

図2　広島原爆による脱毛、紫斑および下痢の発症率

500ミリシーベルトを被曝すると放射線感受性の強い組織の細胞が大量に死滅し、放射線抵抗力の弱い人が放射線急性症状を発症し始める。放射線被曝による急性症状の発症も晩発性障害の発症も個人差が大きい。これを示すため、典型的な急性放射線症である脱毛の発症率を原爆傷害調査委員会（ABCC、現在の放射線影響研究所）が1950年前後に寿命調査（Life-Span-Study; LSS）集団の広島被爆者について調査した結果を図2の■印で示す[3]）。図3に○印を付した曲線で表された被曝線量と脱毛発症率の関係[4]）を用いて、図2の■印の振る舞い全体を再現するように初期放射線と呼ばれる原爆爆発1分以内に放出されたガンマ線と中性子線による被曝線量と、放射性降下物による被曝線量を求めた。その結果が図4の被曝線量で、図2の■印を貫く太い曲線のようにきわめて良い精度で脱毛発症率を再現している。

図3の曲線は急性症状の発症率が動物実験などで確かめられているように、被曝線量にたいして正規分布であるとして脱毛と紫斑にたいしては発症率が

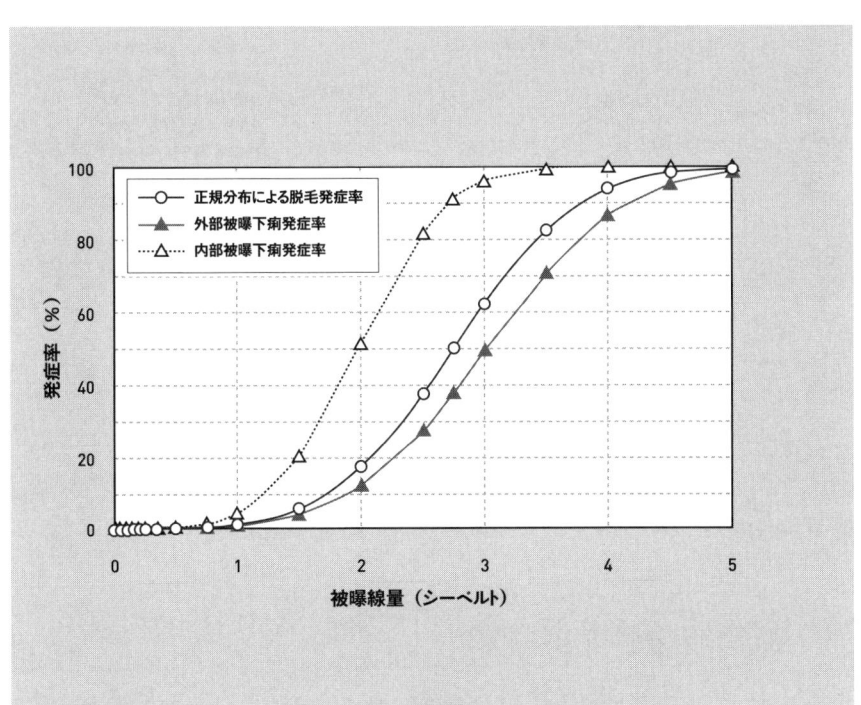

図3　脱毛、紫斑および下痢の発症率の被曝線量に対する正規分布の関係

50％になる被曝線量（半発症線量）を2.75シーベルト、下痢にたいしては外部被曝にたいして3.03シーベルト、内部被曝にたいして1.98シーベルトとした。

図3に見られるように、約1.44シーベルトの被曝で5％の人が脱毛や紫斑を発症するのに対し、60日以内に50％の人が死亡する半致死線量4シーベルトの被曝では94％の人が発症しているが、6％近くの人はまだ脱毛や紫斑を発症しない。一般に、急性放射線症は、個人差はあるものの、その個人に特有の線量の被曝をすれば必ず発症するので「確定的」影響と呼ばれる。また、被曝線量が大きいほど急性症状は重篤になり、ついには死亡する。

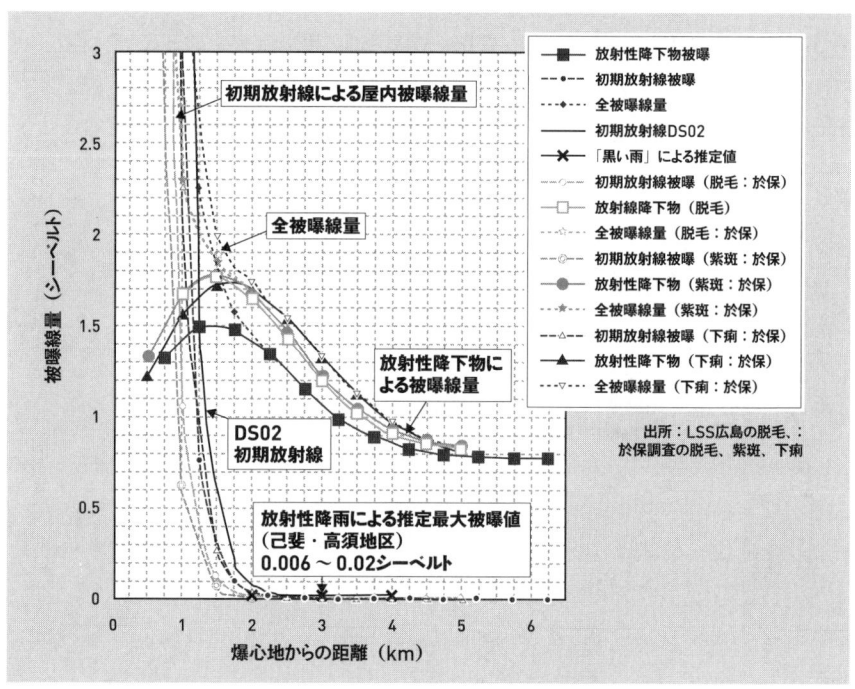

図4　急性症状発症率から推定した広島原爆放射線による被曝線量

4. 外部被曝と内部被曝

放射線が生体組織を通過する時、Ｘ線とガンマ線はまばらな電離作用をするのでエネルギーを失うまでに相当の距離を通過する。すなわち透過力が強

い。これに対し、アルファ線はきわめて密度の高い電離作用をして、数百万 eV のエネルギーを数十 μm 走るうちに全部放出するので、透過力はきわめて弱い。ベータ線はこの中間で、生体内では通常数 cm 走ってエネルギーを失って止まる。電離作用を行う密度が大きいと、分子の接近した箇所の切断確率が大きくなり、電離作用による障害が大きくなる。こうしたことを考慮すると、ICRP が、内部被曝に対してベータ線の RBE を 1 とすることには疑問がある。

　この問題を、具体的に於保源作医師[5]）が調査した広島の被爆者の爆心地からの距離による急性症状の脱毛、皮下出血による紫斑、下痢の発症率について見よう。

　図 2 に示したように脱毛の□印と紫斑の●印は爆心地からの距離とともにほぼ同じような変化をしている。しかし、△印の下痢の発症率は、近距離では脱毛や紫斑に比べて小さく、遠距離では数倍大きい。近距離では初期放射線のガンマ線や中性子線による瞬間的な外部被曝が主要な被曝影響を与える。外部被曝では透過力の強いガンマ線が腸壁まで到達し、腸壁の細胞に障害を与えて下痢を発症させる。ところで到達したガンマ線はまばらな電離作用を行って薄い腸壁を通り抜けてしまうので、脱毛や紫斑を発症させるよりもさらに高線量のガンマ線でなければ下痢を起こさない。一方、遠距離では放射性降下物の放射性微粒子を体内に摂取したことによる内部被曝が主要になる。呼吸や飲食で取込んだベータ線を放出する放射性微粒子が腸壁に到達すると、ベータ線は密度の高い電離作用を行うので腸壁に損傷を与えて下痢を発症させる。このことを考慮して、図 3 に示したように、被曝線量と下痢の発症率の関係を、初期放射線のガンマ線による外部被曝の場合には脱毛と紫斑の場合より高い被曝線量方向にずれた正規分布の曲線によって与え、放射性降下物による内部被曝の場合には脱毛と紫斑の場合より低い被曝線量方向にずれた正規分布の曲線を用いると、図 4 に示したようにほとんど同じ被曝線量によって、脱毛、紫斑、および下痢の 3 種の急性症状の発症率を図 2 の細い曲線で示したように同時に再現できる。

　このように内部被曝の障害の仕組みが外部被曝と異なるので X 線や CT スキャンによる被曝と比較することは適当でない。さらに、X 線や CT スキャンは病気の危険を減ずることの兼ね合いで覚悟して浴びるもので、こうした

ことを無視した比較は二重に不適当である。

　今回の原発事故による拡散した放射性物質は酸化物などの微粒子として飛散していると考えられるが、1μm 以下の大きさであれば、呼吸で鼻毛などに遮られないで肺胞を経て血液に達して全身を廻る。そのさい、放射性微粒子が水溶性あるいは油溶性であれば原子あるいは分子レベルに分解し、元素の種類によって特定臓器に蓄積し、集中した被曝を与える。水溶性でない場合、あるいは水溶性でも微粒子の表面を粘膜で包まれた場合には微粒子のまま、あるいは幾つかの微粒子に分解して循環し、体内の特定箇所に付着する。1μm の微粒子でも、原理的には数百億個の放射性原子を含むこともありうるので、微粒子が沈着した周辺の細胞は継続して大量の被曝をするので死滅し、その周辺の細胞は深刻な損傷を受ける。とくに微粒子が多数のウランやプルトニウム原子核を含む場合にはきわめて高密度の電離作用をするアルファ線を放出するので被曝影響が大きくなる。こうしたことも外部被曝には見られない内部被曝の特質である。

　図3に示されたように放射線の影響は個人差が大きく、標準的な人が発症しなくても、放射線感受性の高い人には影響が現われることを無視してはならない。また、図4に示されたように爆心地から 1.2 km までは初期放射線による外部被曝が主要な影響を与えているが、1.2 km より遠距離では放射性降下物による内部被曝が主要な影響を与えたことがわかる。

　これまで、放射性降下物による被曝線量は、「黒い雨」と呼ばれる放射性降雨に含まれて地中に浸透し、その後の火災雨や台風による洪水で流されなかった放射性物質から放出された放射線を測定した結果である。政府は図4に×印で示した広島の爆心地から西方約 2 km から 4 km の己斐・高須地域における積算被曝線量の 0.006 シーベルト〜 0.02 シーベルトのみ認め。その他の地域の放射性降下物は無視できるとしてきた。図4に示されるように、被爆者の間に生じた急性症状から推定した値は 0.8 シーベルトないし 1.7 シーベルトで、2桁の過小評価である。この過小評価が、ICRP の内部被曝の軽視と、今回の福島原発事故における内部被曝影響の軽視につながっている。

　ここで、線量当量の単位のシーベルトを用いてきたが、内部被曝に対する適切な単位が存在しないために、外部被曝と同等な急性症状の発症率を与える内部被曝の影響を表す線量当量の意味で用いている。図4に示された結

果は、放射性物質による内部被曝の影響が外部被曝よりもはるかに深刻であることを示している。

図5に示した長崎原爆による急性症状についても、3 km付近では地形の影響のためか脱毛と紫斑の発症率に開きがあることを除くと爆心地からの距離とともにほぼ同じように振舞うが、下痢の発症率は 0.5 km の近距離では27 %と小さく、放射性降下物による内部被曝が主要な被曝になる 1.5 km以遠では、下痢の発症率は脱毛と紫斑の発症率の約5倍となっている。広島と同様の解析で、図6のように、爆心地から 1.2 km 以遠で放射性降下物による被曝影響は初期放射線を上回り、4 km から 12 km までほぼ一定の 1.2〜1.3 シーベルトを示し、広島の 0.8 シーベルトの約 1.5 倍となっている。長崎原爆が広島原爆の約 1.4 倍の爆発威力、中性子による爆弾容器の誘導放射化物質が広島原爆より多かったこと、プルトニウムの方がウランより放射能が強いことなどから放射性降下物による被曝影響が、広島原爆の場合の約 1.5 倍となったことはうなずける。

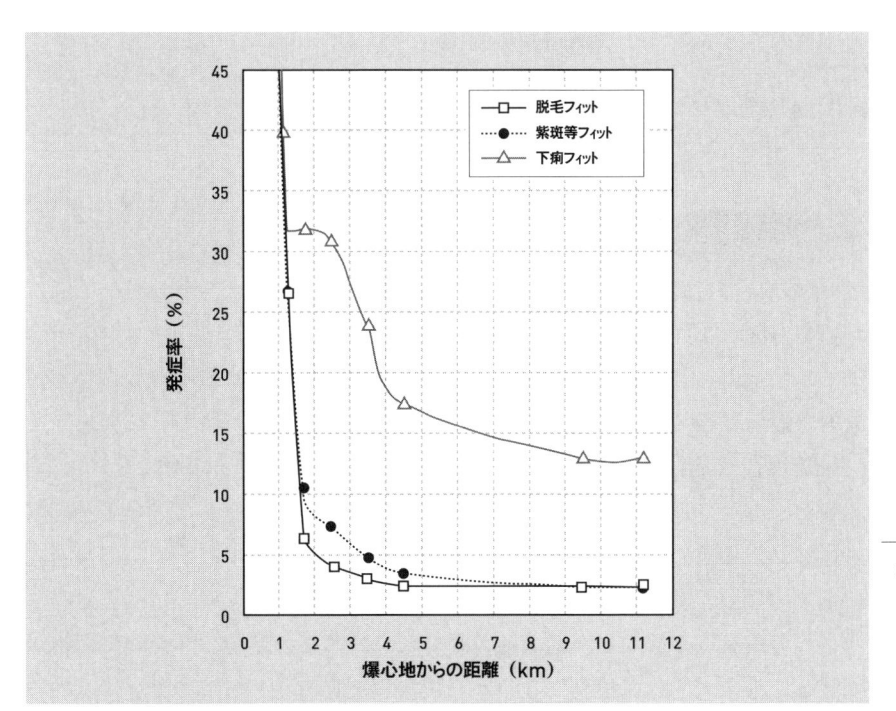

図5　長崎原爆による急性症状発症率

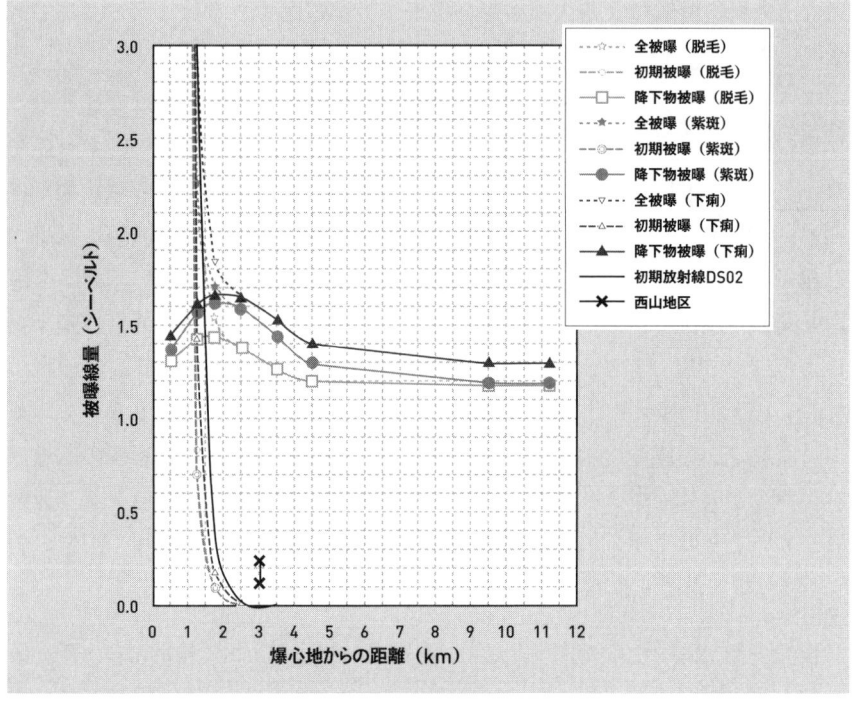

図6 急性症状から推定した長崎原爆による被曝線量

5. 低線量被曝と晩発性障害

　原爆の被爆者の間に発症した典型的な急性症状の脱毛、紫斑および下痢について、図3に示したような被曝線量と発症率の関係が求まり、0.1シーベルト、すなわち100ミリシーベルトの低線量では脱毛などの典型的な急性放射線症状は起こらないと考えられる。しかし、細胞死が始まる被曝線量を受けた場合、子供たちに鼻血が出るかどうかはまだわかっていない。「100ミリシーベルト以下の被曝ではまったく問題はありません」と言い切り、放射線感受性のきわめて高い子どもたちの発症の可能性を否定するのは科学的に正しくない。多数の細胞死によって発症する急性放射線症状は、被曝線量によって重篤度が異なり、低線量被曝ではきわめて限定的・部分的に細胞が死滅しても臨床的には検出するのが困難な程度であり、被曝影響を科学的に知るためには先入観にとらわれない慎重な姿勢が求められる。

現在までの福島原発事故による被曝線量では、典型的な急性症状は発症しないし、死亡した細胞に代わる新しい細胞によって、症状の発症は防げる。そこで、次に考察する晩発性障害に重点をおいた対応が求められる。

　癌あるいは悪性新生物、甲状腺機能低下症などの晩発性障害の大部分は、放射線に被曝しても必ずしも発症するとは限らない。しかし、被曝線量が増えれば一般的に発症率が大きくなる。このような障害を確率的影響という。晩発性障害は一旦発症すれば、重篤度は被曝線量によらない。一般に晩発性障害の原因には、放射線被曝以外にもさまざまな原因があり、障害の起因性を急性症状のように放射線被曝であると特定することは困難である。そのため、まったく放射線被曝をしていない人々の集団の発症率と比較して被曝影響を求めることになる。特定個人の晩発性障害が放射線被曝によるかどうかの判定には、その個人の被曝前後の健康状態の変化を含め、過去からのさまざまな健康状態や他の疾病の経緯を総合して判断することになる。

　被曝線量と晩発性障害の発症との関係は、例外もあるが、中程度の被曝の場合には。晩発性障害発症率の増加が被曝線量に比例すると考えられている。この関係がそのまま、低線量領域においても成り立つかどうかについては、さまざまなモデルが提唱されて、明確な結論はいまだに得られていない。最近になって、マイクロビームの放射線を特定細胞に照射し、その細胞に生じた障害が、照射を受けなかった隣接細胞にも生ずるバイスタンダー効果が確認されており、低線量被曝の方が深刻な傷害を引き起こす可能性も示唆されている。

　一方100ミリシーベルト以下の5ミリシーベルト付近の低線量被曝でもがんの発症率が被曝線量に比例しているという研究も発表されている。

6. 放射性降下物被曝無視の弊害

　具体的に低線量被曝影響を推定するために、がんあるいは悪性新生物の発症率を調べる。放影研の研究設計では初期放射線被曝の影響の研究だけに重点が置かれ、放射性降下物による被曝を考慮していない。放射性降下物による被曝影響を考慮し、真の非被爆者をコントロールに採用すると、放影研の求めた固形がんの過剰相対リスクは、被爆をしていない集団を採用した場合

より大幅な過小評価になると考えられる。そこで、非被爆者をコントロールとした研究が求められる。

広島大学原医研は、広島県在住の被爆者（被爆者健康管理手帳所持者）のさまざまな障害による死亡率を、被爆者を除く広島県民をコントロールとして、その死亡率と比較している[6]。その研究の中から1968年から1972年の爆心地から1km以内、1～1.5km、1.5～2km、2km以遠の直爆被爆者と広島県民の非被爆者の男女別と男女全体について悪性新生物による死亡数と年間死亡率を示すと表1のようになる。被爆者を除く広島県民をコントロールとして表1の悪性新生物死亡率から、爆心地から1km以内、1km～1.5km、1.5km～2km、2km以遠の直爆被爆者、および非被爆者の男性、女性、男女全体について、悪性新生物による過剰死亡相対リスクを求めると表2のようになる。過剰相対リスクは被爆者の死亡率を非被爆者の死亡率で割って相対リスクを求め、相対リスクから1を引いて求める。表2には、DS02による初期放射線被曝線量、ABCCの脱毛発症率から求めた放射性降下物による被曝線量、およびこれらを加えた全被曝線量を示した。

		直爆被爆者					被爆者計	非被爆者
		1km以内	1～1.5km	1.5～2km	2km以内計	2km以遠		
男性	1968－72年 観察人年	19,637	42,025	60,505	122,167	75,968	370,343	3,537,580
	悪性新生物死亡数	99	191	210	500	284	1,729	6,700
	年間死亡率	0.504	0.454	0.347	0.409	0.374	0.467	0.189
女性	1968－72年 観察人年	18,968	61,222	172,919	153,109	116,992	421,266	3,884,180
	悪性新生物死亡数	58	170	153	381	276	1,037	5,451
	年間死亡率	0.306	0.278	0.210	0.249	0.230	0.246	0.140
男女合計	1968－72年 観察人年	38,605	103,247	133,424	275,276	192,960	791,609	7,421,760
	悪性新生物死亡数	157	361	363	881	560	2,766	12,151
	年間死亡率	0.407	0.350	0.272	0.320	0.290	0.349	0.164

表1　広島大学原医研による広島県被爆者の悪性新生物年間死亡率

		直爆被爆者				非被爆者
		1 km 以内	1～1.5km	1.5～2km	2km 以遠	
	初期放射線平均被曝線量	1.614	0.77	0.1	0	0
	放射性降下物平均被曝線量	2.27	1.469	1.458	0.85	0
	合計平均被曝線量	3.884	2.239	1.558	0.85	0
男性	過剰相対リスク ERR	1.6667	1.4021	0.8360	0.9788	0
男性	同上放影研式 ERR	0.3476	0.2139	-0.0722	0	―
男性	1 シーベルト当たり ERR	原医研方式 0.63, 放影研方式 0.21				
女性	過剰相対リスク ERR	1.1857	0.9857	0.5000	0.6857	0
女性	同上放影研式 ERR	0.2966	0.1780	-0.1102	0	―
女性	1 シーベルト当たり ERR	原医研方式 0.43, 放影研方式 0.19				
男女合計	過剰相対リスク ERR	1.4817	1.1341	0.6585	0.7683	0
男女合計	同上放影研式 ERR	0.4034	0.2069	-0.0621	0	―
男女合計	1 シーベルト当たり ERR	原医研方式 0.53, 放影研方式 0.23				

表2　原医研による広島県被爆者の悪性新生物による死亡リスク

　放影研は、初期放射線がほとんど到達しない遠距離被爆者の放射性降下物による被曝は無視できるとして、初期放射線被曝のみを考慮しているので、遠距離被爆者を実質上非被曝のコントロールにしている。しかし、表1と表2に見られるように、爆心地から2km以遠の被爆者は爆心地から1.5km～2kmの被爆者よりの悪性新生物による死亡率が高い。放影研のように遠距離被爆者をコントロールにする過ちを示すために、爆心地から2km以遠の被爆者をコントロールにした過剰相対リスクの放影研式を求めて表2に示した。また、1シーベルト当たりの悪性新生物による死亡過剰相対リスクを求めて表2に示した。

　表2の過剰相対リスクを全被曝線量にたいして示すと広島県民の非被爆者をコントロールにしたものは図7の●印になり、放影研の方式で2km以遠の遠距離被爆者をコントロールにした過剰相対リスクは図7の▲印になる。

　爆心地から2km以遠の遠距離被爆者を、放影研のように放射線をあびていないとしてコントロールとすると、表1に示されているように年間死亡率は、爆心地から2km以遠の被爆者の方が1.5km～2kmの直爆被爆者よりも男女とも大きいので、爆心地から1.5km～2kmの直爆被爆者の過

剰相対リスクが表2と図7の▲印のようにマイナスになるという問題が生ずる。この理由を合理的に説明する必要があるが、どちらの領域においても放射性降下物が主要な被曝影響を与えており、1.5 km～2 kmでは火災による死亡が多いこと、2 km以遠は広島市の郊外となり、生活様式が異なるなどの影響も考えられる。

　過剰相対リスクの●印と▲印全体をそれぞれ表す回帰直線を求めると図7の直線と細い点線となり、この直線の勾配すなわち1シーベルト当たりの過剰相対リスクERRの増加は表2に示すように原医研では男性0.63、女性0.43、男女全体で0.53であるのに対し、放影研の方式では男性0.21、女性0.19、男女全体で0.23となる。すなわち、真の非被爆者をコントロールにした場合は遠距離被爆者をコントロールにした場合の、男性で3倍、女性で2.3倍、全体で2.3倍となり、放影研の方式は、悪性新生物による死亡リスクを大幅に過小評価をしていることになる。放影研の被爆者を調査した研究結果に大きく依存したICRPの放射線防護基準の背後にはこのような深刻

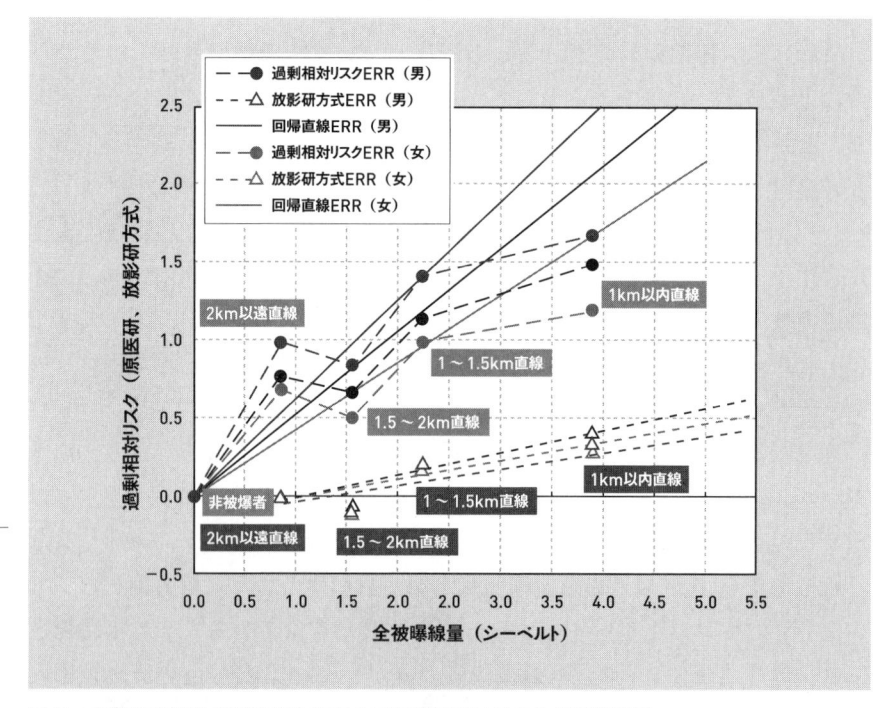

図7　広島県被爆者の悪性新生物による過剰相対リスクと全被曝線量

な問題がある。

　放射線感受性は、急性症状でも晩発性障害についても、細胞分裂を活発におこなっている子どもや胎児は数倍大きい。こうした問題についてもさらに研究を進めなければならない。

　原医研の研究では、被爆者の悪性新生物による死亡率は非被爆者よりも高いにもかかわらず、全死因による死亡率は男女とも非被爆者より９％低率であることが示されている。これは被爆者が年２回の健康診断を国の責任で行なってきたことの反映である[6]。このことは、原発作業員など、今回の放射線によって被曝した福島県や北関東などの人びとに対し、健康管理を国の責任で行なうことが必要であることを示している。

7. おわりに

　原発は未完成な技術であるうえに、地震が多く人口が密集している日本ではいっそう危険性が高いので、一刻も早く原発を終息させ、エネルギー政策をあらゆる自然エネルギーの可能性を含めて転換すべきである。

　安全性の問題に加えて、①放射性廃棄物の処理に見通しがないこと、②米国核兵器産業維持のための日米原子力協定でスタートしたこと、③原子力平和利用の自主・民主・公開の３原則のすべてに反する原子力行政の実態、④独立した原子力安全委員会ないし規制委員会がないことなどの問題がある。こうした問題は、すでに日本学術会議を通じて行なわれた科学者の意見を押し切って、原発推進政策が強行されたときから指摘されていた[7]。

　「安全神話」を振りまいてきた専門家を除き、自主・民主・公開の基本原則に基づいて国民の安全に責任を持つ専門家を総結集して、強い権限を持つ原発事故委員会を立ち上げ、事故の収拾計画、スポット状汚染地域の放射能のきめ細かい測定と居住環境の調査、被曝した人びとの健康管理、汚染土壌の処理を含めた農業などの安定的再開、海洋と水産物の汚染のきめ細かい測定と公表などを推進することが何よりも必要である。

引用文献

1) 原爆症認定集団訴訟・記録集刊行委員会編『原爆症認定集団訴訟たたかいの記録　明らかにされたヒバクの実相』日本評論社（2011）．

2) Feinendegen LE, Booz J,Def Sci J, Vol. 40, 383-388(1990)。
3) Preston, D. L., 馬渕清彦、児玉和紀、藤田正一郎、長崎医学会雑誌 73、251-253(1998)。
4) Kyoizumi, S.,Suzuki, T., Teraoka, S. & Seyama, T., Radat Res 194, 11-18(1998)。
5) 於保源作、日本医事新報、No. 1746、21-25(1957)。
6) 栗原登ら；広大原医研年報 22 号 ;235-255、1981。
7) 坂田昌一『原子力をめぐる科学者の社会的責任』岩波書店(2011)。 山崎正勝『日本の核開発：1939〜1955 原爆から原子力へ』績文堂(2011)。

内部被曝の影響を
軽視してきた歴史

高橋博子（たかはし・ひろこ）
歴史学

　福島原発事故による放射性降下物による人体への影響をさして、「ただちに健康に影響はない」と、日本政府は繰り返し説明している。このような説明は、実は広島・長崎に原爆が投下された当時、日本政府によって出された国民向けの説明と酷似している。

　当時日本政府は国民に対して、「新型爆弾への防空総本部の注意」を発表した。「新型爆弾に対して退避壕は極めて有効であるからこれを信用し出来るだけ頑丈に整備し、利用すること」、「軍服程度の衣類を着用していれば火傷の心配はない、防空頭巾および手袋を着用していれば手や足を完全に火傷から保護することが出来る」、「前述の退避壕を突嗟の場合に使用し得ない場合は地面に伏せるか堅牢建造物の陰を利用すること」と述べ、「以上のことを実施すれば新型爆弾をさほど恐れることはない」（『朝日新聞大阪本社版』1945年8月10日）と、防空総本部の指示通り行動していれば「さほど恐れる必要のない」兵器として、新型爆弾対策、つまり原子爆弾対策を発表していた。

　1945年9月、日本占領が開始されると、広島や長崎を海外からのジャーナリストが取材しはじめた。1945年9月5日、『デイリー・エクスプレス』にはウィルフレッド・バーチェット（Wilfred Burchett）の配信記事が掲載される。「原爆病（The Atomic Plague）広島では、最初の原子爆弾が都市を破壊し世界を驚かせた30日後も、人々は、かの惨禍によってけがを受けていない人々であっても、『原爆病』としか言いようのない未知の理由によって、いまだに不可解かつ悲惨にも亡くなり続けている」。また1945年9月5日『ニューヨーク・タイムズ』のウィリアム・H・ローレンス（William H. Lawrence）は次のように報じていた。「倒壊し瓦礫と化した広島では、原子爆弾はいまだに日に100人の割合で殺している。私はこの歴史的爆撃の場所に着いた最初の数人の外国人の中にいた」と、原爆投下から1ヶ月

たったあとも人々を苦しめつづけている事実を報道した。このような報道を危惧したマンハッタン計画副責任者トーマス・ファーレル准将は、1945年9月12日記者会見を開き、次のように説明した。「広島の廃墟に放射線なし（No Radioactivity In Hiroshima Ruin）。陸軍省原爆使節団長のトーマス・ファーレル准将は爆撃された広島の調査後、本日報告を行った。広島：そこでは秘密兵器の破壊的な力は調査者が予想したよりも大きかったが、廃墟の街に危険な残存する放射線を生み出したり爆発時に毒ガスを発生するということを全面的に否定した。」（1945年9月13日付『ニューヨーク・タイムズ』）。

こうした声明を支えていたのはスタッフォード・リーク・ウォーレンという科学者だった。放射線によって苦しむ広島・長崎の被爆者からこそ、残留放射線やそれによって引き起こされる内部被曝の影響を具体的に示す証言が出ていていたが、アメリカ政府当局は原爆実験を作戦として実行させるために作られたデータをもとにした科学者の見解に基づいて、「残留放射線の影響はない」という公式声明を打ち出しつづけた。「威力」の面は強調するが、「不必要な苦しみを与え続ける」生物化学兵器を禁じた国際法違反の兵器としての側面を打ち消そうとした。

原爆を投下した国であるアメリカでは、1949年にソ連が原爆を保有後は、民間防衛局配布パンフレット『原爆攻撃下の生き残り』（1950年10月）にあるように、「原爆の力は限られているので、原爆攻撃から生き残るチャンスは、あなたが思うよりもはるかにあります。広島市では爆心地から1マイル（約1.6キロ）にいた半分を少し超える人々がいまだに生きています」、「初期放射線による危険は一分強しかありません」、「少量であれば、放射線はほとんど無害です。重度な被曝による深刻な放射線病でも回復の可能性があります」といった、きわめて楽観的な説明がされた。広島・長崎の被害を実際に知る人にとっては、これがうそであることは明らかだが、当時被害の実態はまったくといっていいほど知らせていなかった。

1954年3月1日、アメリカはマーシャル諸島ビキニ環礁での水爆実験（ブラボー・ショット）を実行した。その放射性降下物によって、マーシャル諸島の住民、アメリカ兵、そして第五福竜丸の乗組員をはじめとする漁船の乗組員が被ばくした。1954年3月16日『読売新聞』が日本人の漁船乗組

員が「ビキニ原爆実験に遭遇　23名が原子病　1名は東大で重症と判断」と報道したことによって、ビキニ核実験による被災が明るみに出ることとなった。

しかし、1954年3月31日、核実験の責任者であるルイス・ストローズ（Lewis L. Strauss）米原子力委員会委員長は「最初の爆発は予定された3月1日に行われ、第2回目は3月26日に行われた。これらはともに成功した」とし、風向きは慎重に研究され、こうした注意にもかかわらず「多くの例があった。この警戒地域への不注意にもとづく侵入の結果おこった事故あるいは事故に近いものがそれである」、「住民236人は私には丈夫で幸福そうに見えた」、と述べた。実験が成功であったこと、また第五福竜丸の被災に関しては「警戒地域への不注意にもとづく侵入の結果おこった事故」、そしてマーシャル諸島の住民には影響がなさそうであることを告げたのである。被害を生み出した責任者の言動は時代を超えて共通している。

1954年9月23日には第五福竜丸の久保山愛吉無線長が死亡した。日本側医師は「水爆による最初の犠牲者」として、アメリカ側は「輸血による肝炎が死因」と、彼の死因にたいする見解は分かれた。

1954年11月、日本学術会議主催の「放射性物質の影響と利用に関する日米会議」が東京で開催された。アメリカ側の出席者は、ほとんどが米原子力委員会の科学者で、すべてが米政府に所属していた。会議の前に当時のアメリカ在日大使であるアリソン大使は、米原子力委員会の科学者ポール・ピアソン、ウィリス・ボス・メリル・アイゼンバッド、モース・ソールズベリを国務省に呼び「広報対策をうまく行わないと3月1日の放射能事件への補償問題を新たな議論でかき回すことになり、日米関係に、また日本の対米世論に対して、予想外の害を与えることになるだろう」と述べ、「科学的な情報交換と核実験問題とのかかわりについては言及してはならない」と指示した（1954年11月2日付工作調査委員会文書）。

実際に、同会議の記者会見では、米原子力委員会の科学者たちは、核実験問題について一切言及しなかったが、米原子力委員会生物医学部生物物理課長ワルター・クラウスは人間の皮膚から汚染を除去する方法として「石鹸と水で充分洗う」と述べ、野菜については「豊富な水で洗う　皮をむいたり、外側の葉を取り除くことによって汚染を取り除くことになる」と説明し

た。また、「1分間に500カウント以下の放射能がある場合は食料として充分安全である」と述べた。これは、1954年3月から日本厚生省の実施していた1分間に100カウントを計測すれば漁獲マグロ等を破棄する方針が厳しすぎることを示唆していたのである。米原子力委員会生物医学部生物課長ポール・ピアソンの米原子力委員会生物医学部長ジョン・ビューワー宛書簡（1954年11月20日付）によると、「会議の重要な成果の一つは、厚生省が、1分あたり100カウントという現行の最大安全限度がおそらく厳しすぎること、この件に関してさらに検討するための会議を招集することを発表したことだ。このことはマグロ産業の損失への賠償金に関して重要な影響がある」と書いている。事実1954年12月31日をもって、日本政府はマグロ調査と破棄を打切った。

　日本政府がマグロ調査の打ち切りを行なう一方で、日米間では次のようなやり取りが行なわれた。1955年1月4日、アリソン大使は「本使はアメリカ合衆国政府がマーシャル諸島における1954年の原子核実験の結果生じた傷害又は損害に対する補償のため200万ドルの金額を、法律上の責任の問題と関係なく、慰謝料［原文：ex gratia］として、日本政府にここに提供することを閣下に通報します」、「日本国政府が前記の200万ドルの金額を受諾するときは、日本国並びにその国民及び法人が前記の原子核実験から生じた身体又は財産上のすべての傷害損失又は損害についてアメリカ合衆国又はその機関、国民若しくは法人に対して有するすべての請求に対する完全な解決［原文：Full Settlement］として、受諾するものと了解します」と書簡を出し、重光外務大臣はこれを受けた。こうしてアメリカの責任が問われることなく200万ドルが見舞金として日本政府に支払われた。

　ビキニ水爆被災問題が日米政府間で「政治決着」させられたあとの1955年2月15日、米国原子力委員会は水爆実験"ブラボー・ショット"についての声明を発表し、放射性降下物の影響を初めて認めた。ただし空中爆発した場合は拡散して無害になると説明し、「もしも放射性降下物が皮膚や髪または服に接触した場合、FCDA（連邦民間防衛局）が説明してきたような迅速な汚染除去の予防措置が、危険を大いに減らすであろう。身体が剥き出しになっている部分を洗ったり服を着替えるといった簡単な方法も含む」と、民間防衛の訓練どおりに行動すればあまり問題にならないとした。

このとおり、1954年のビキニ水爆被災は日米政府間では決着済みの問題にされてしまったが、原水爆禁止運動が国民規模で広がる大きなきっかけになった。マグロ調査打ち切りで鎮静化がはかられたとはいえ、当時の放射能汚染された食料をめぐる人びとの意識の高まりこそが、運動の高まりと広がりにつながった。

　しかし、運動としては広がるなかで埋もれてしまった問題があり、それこそが、山下正寿先生たち高知県太平洋核実験被災支援センターが取り組んでいる問題である。さらに、昨年南海放送の伊藤英明ディレクターがエネルギー省のサイトから入手した報告書（抜粋版。三重大学の竹峰誠一郎氏が削除版を以前に入手）によると、まさしく、太平洋を航海中であった米軍艦も「激しいフォールアウトにさらされた」ことが明記されている。「日々の放射性降下物の地図は、船舶からのデータにはかなりの不確実性があるため、陸地の観測所からのデータのみ記載されている。船舶の位置は完全には把握できず、"特に航行の途中、激しいフォールアウトに晒された船では"、処理や郵送時のサンプルの二次汚染防止の手順が十分ではなかった」と述べられているように、船舶データは放射性降下物の日々の地図にそのまま反映されてはいない。つまりは米原子力委員会の報告書が放射性降下物の影響を過少評価している可能性と、福竜丸はもちろんのこと、そのほかの被災船が激しいフォールアウトに晒されていた可能性が十分にあることを示している。

　このように、広島・長崎への原爆投下、また核実験の人体への影響について、米政府は残留放射線および内部被曝の影響を軽視、もしくは否定する公式見解をとってきた。今現在「国際的」「科学的」とされる被曝基準そのものは、この公式見解に基づいて作られている。決して被災した側の視点に立ってつくられたわけではなく、核兵器の非人道性をかくすためにつくられたものである。内部被曝問題を考えた時、今現在起こっている事態はあまりにも深刻である。人間への被曝を軽視した「科学」ではなく、人間を守るための「科学」が重要である。

低線量内部被曝こそ問題
―食品の暫定規制値の欺瞞性

生井兵治 (なまい・ひょうじ)
遺伝・育種学

内部被曝の危険性を明らかにする

　ICRP（国際放射線防護委員会）は、経済最優先で、事故がなくても市民に長期の低線量被曝を強い、一定量の癌死者を強制する。しかも、ガンマ線の外部被曝のみを重視し、閾値はないとするが100 mSv以下の被曝はタバコよりも安全という。歴史を紐解けば、任意団体のICRPも、国際機関のIAEA（国際原子力機関）もWHO（世界保健機構）も、米国が世界の放射線科学者を動員した内部被曝隠しの策略内にある。現代の放射線科学は、米国を頂点とする核軍備・核産業に隷属し、市民の人権を無視し、科学者の社会的責任を完全に忘れた似非科学だ。現代遺伝・育種学の「花形」の遺伝子組換え（GM）育種の歴史も、一部の超巨大企業と関連政官学財を利するだけの核開発の構図と瓜二つだ。

　今の法律では、一般公衆の被曝限度は1 mSvだ。今回の暫定規制値（2003年の「飲食物の摂取制限に関する指標」）は、たとえば野菜や穀物の放射性セシウム（Cs-134、Cs-137合計）が500ベクレル（Bq）/kgだ。しかし、歴史を紐解けば欺瞞が露呈する。1986年4月のチェルノブイリ原発事故当時、一般人の年間被曝限度は5 mSvだった。同年、厚生省は、被曝限度5 mSv/年や、汚染輸入食品に頼る割合、国民1人当たり1日の食品摂取量、食品中のセシウムからの被曝割合等を勘案した推計値と、米国やEC（ヨーロッパ共同体）の規制値を参考に、輸入規制値を決めた。放射性セシウムについては、全輸入食品が合計370 Bq/kgだ。1998年、ICRPの1990年勧告を受け、年間被曝限度を1mSv/年に下げた。だが、輸入規制値は変更せず、セシウムは370 Bq/kgのままであり、今回は500 Bq/kgだ。一方、ICRPに依拠しない国、たとえばベラルーシでは、穀類は60Bq/kg、野菜は100 Bq/kgなどという具合だ。

　2011年4月19日、文科省は、児童生徒等の被爆上限を途方もない20 mSv/年（3.8μSv/時）と定めた。以後、紆余曲折を経て、8月26日、

原則年間 1 mSv（1 μSv/ 時；この値の理由は不明。本来、0.19 μSv/ 時とするべき）とした。一方、7 月 26 日、食品安全委員会は、一般生活で受ける外部被曝を含む生涯累積実効線量「100 mSv」案を決め、最終的に 10 月 27 日、内部被曝のみで 100 mSv という信じがたい決定をした。さらに、現政府には、冷温停止「状態」を達成したとして事故の収束を宣言するとともに、一般公衆の放射線被曝に関して「暫定規制値の暫定はずし」と「避難基準 20 mSv/ 年の策定」の動きがある。前者では、各核種とも 5 mSv を 1 mSv/ 年に下げ、乳児、幼児等の年齢を考慮することは良いが、食品だけで 1 mSv をあてるのは問題だ。後者では、子どもの放射線防護を最優先することと、学校再開時は 1 mSv/ 時以下にすることは良いが、被曝線量低減のスタートとして 20 mSv/ 年を適切とすることと、長期低線量被曝の影響を小さいとすることは大問題だ。

放射線の光と影、表と裏を見据える目を持ちたい

今こそ、科学・医学を客観化・相対化して考えるべきだ

西尾正道（にしお・まさみち）
医師、放射線医学、北海道がんセンター院長

内部被曝の危険性を明らかにする

　人間の進歩は微々たるものだが、科学技術の進歩は加速度的な勢いで世界を変えている。人類はその恩恵を受け、便利さには勝てない思考となっている。しかし福島第一原子力発電所の事故は、生活のあり方や文明の評価を問い直す契機となった。社会や科学のあり方への戦後最大の警告であり、時代のターニングポイントとすべきだと感じている。

　私の青春の書の一つに、武谷三男著『弁証法の諸問題』がある。そこでは、自然認識における現象論、実体論、本質論といった「武谷三段階弁証法」が述べられている。物理学者だった著者は35年まえに著した『原子力発電』（岩波新書、1976年刊）の中で、今回の原発事故の危険性を予測している。元素の自然崩壊は誰にも止められず、一度事故を起こせば取り返しがつかないものとなる技術は避けるべきで、科学技術の評価はリスク管理に要する費用まで含め評価すべきことを教えている。また彼は許容量（値）や線量限度に関して「利益と不利益とのバランスをはかる社会的な概念である」と述べ、科学と社会の関係を喝破している。我々も、自ら関っている放射線治療をがん治療全体の中で常に客観的に見ることを教えられているように思う。

　核分裂を原子力と言い換えても作業員の健康は保てないため、内部被曝の存在は不問に伏され、研究も進められてこなかった。原爆投下直後も米国は「残留放射線はない」と公式に発言し、またICRPは1952年に内部被曝に関する委員会の審議を打ち切った。その後も核兵器製造のために内部被曝の問題を隠蔽し、原子力発電へと展開する原子力政策を進めてきたのである。

　放射線の健康被害は原子力推進の立場から修飾され、また不都合な真実は隠蔽されるという極めて政治的・経済的な立場からの内容で報告されてきた。しかし放射性同位元素の内部照射（内部被曝）を使ってがん治療を行ってきた実感から言えば、内部被曝を無視して論じることは極めて不十分である。科学・医学の真理は不偏不党であるが、その方向性は階級性を持つことを自覚

する必要がある。

　21世紀は、放射性物質との闘いの時代となった。中国やインドの電力は原発によるものがまだ1〜2％であるが、他の多くの開発途上国が原発建設を予定している。世界各国が先進国並みの生活を目指し、石油エネルギーの枯渇に向けて原発を主にしたエネルギー政策がとられ、事故により地球全体が放射性物質で覆われるリスクは高い。こうした時代に生きる我々は、放射線の被害を外部被曝だけでなく内部被曝も考慮して、科学的・医学的に分析し対応する必要がある。

　しっかりと放射線の光と影、表と裏を見据えていく必要がある。ウランの埋蔵量も100年以下と言われており、狭い国土の地震大国である日本は原子力発電には不向きな国であり、新たな自然再生エネルギーへの転換を考えるべきである。現状の稼働している原発による電力は全電力の10％以下であり、他の発電技術の開発により対応できることを冷静に考えるべきである。

　がん医療においても、治療成績やQOLの向上だけではなく、国民が死生観を共有し、それをベースに効果費用分析の視点も導入して議論されるべきだ。再生医療も臨床応用の段階となってきたが、生殖医療がそうだったように、医学的な問題や技術的な課題だけが議論され、「命」とは、「生きる」とは、といった「生命倫理」の哲学的な問題は回避されたまま、医学技術だけが独り歩きしている。

　大震災を機に、いろいろな課題に対し根源的に考え直す機会としたいものだ。そのためには自らの考え方や活動を相対化し、客観化して見直すことが必要だと思う。「必要は発明の母」と言われるが、日本は脱原発を目指し、再生自然エネルギーの開発を急ぐべきである。「原子力村」のペンタゴン（政府・官僚・企業・御用学者・メディア）の懲りない面々は既得権益に固執せず、再考すべきである。これはイデオロギーの問題ではなく、人間としての見識と判断力の問題であり、国民や子孫に対する責任の問題なのである。

［新医療2011年11月号より転載］

郡山市における放射線による晩発障害の予測
―チェルノブイリ原発事故に学ぶ

松井英介 (まつい・えいすけ)
医師、放射線医学、呼吸器病学

内部被曝の危険性を明らかにする

　福島県郡山市の環境放射線汚染度と近似の汚染が確認されているベラルーシやウクライナなどチェルノブイリ原発事故汚染地域における健康障害調査データから、郡山市で今後発症するであろう種々の健康障害＝晩発障害を予測します。

1. チェルノブイリ原発事故

　1986年4月26日、ソビエト連邦（現ウクライナ）のチェルノブイリ原子力発電所4号炉で人類史上最悪の事故が起きました。後に定められた国際原子力事象評価尺度のレベル7とされました。今回の福島原発事故もそれと同じレベル7と評価されました。

　当初ソ連政府は、この事故を隠しましたが、事故翌日の27日にスウェーデンのフォルスマルク原発でこの事故による放射性物質が検出され、世界中が知るところとなったため、28日に公開に踏み切りました。ソ連政府が近くに住む住民の避難措置を、すぐにとらなかったため、住民は大量の放射性物質を浴びることになりました。5月3日には日本でも、雨水から放射性物質が検出されました。ソ連政府は炉心内への鉛の大量投入、液体窒素を使って炉心を周囲から冷やす処理を行ない、5月6日までに大規模な放射性物質の漏出は止まったと発表しました。

　事故から1ヶ月後までに原発から30km以内の住民11万6000人は、全員避難を余儀なくされました。高濃度の汚染は、ウクライナだけでなく、ベラルーシやロシアにも拡がり、多くの健康被害をもたらしました。事故を起こした4号炉をコンクリートで封じ込めるために（石棺）、延べ80万人もの人びとが、国内だけでなく外国からも動員され、この人びとからも健康障害が多発しました。

2. 東電福島第一原発事故による自然環境汚染と晩発障害

　東電福島第一原発事故によってひろく福島県の自然環境を汚染した各種放射性物質の総量はチェルノブイリ事故のそれを超えるとされています。

　表1は、IAEAへの報告書にある放出量の試算値です。セシウム137（物理的半減期30.0年）1.5×10^{16} Bqと、ストロンチウム90（物理的半減期29.9年）1.4×10^{14} Bqを比較すると、セシウム137に比べてストロンチウム90の放出量は約100分の1です。しかし、ストロンチウム90の健康リスクは、セシウム137の約300倍もあるので、決して無視できる値ではありません。

　また、プルトニウム239の放出量は3.2×10^{09} Bqで、セシウム137やストロンチウム90に比べると放出量は数桁少ないのですが、物理的半減期は2万4000年と長く、自然生態系や人体内での積算線量も高くなります。

　さらに、プルトニウム239が出すアルファ線の体内局所でのイオン化作用は強力で、水の分子やタンパク質の分子を高率に切断するため、DNAに修復不可能なキズをつける頻度が高いのです。これが先天障害や悪性腫瘍、さらに免疫不全やI型糖尿病、心臓循環器疾患など晩発障害の原因となります。量が総体的に少ないからとして、人間が創り出した最強の毒物を無視することは許されません。

3. 郡山市とチェルノブイリの放射線による汚染の実態

　2011年8月30日に文部科学省が発表した福島県内各地の土壌汚染度調査の結果（「土壌の核種分析結果（セシウム134、137）について」）を見ると、深刻な汚染が確認できます。

　郡山市内では118ヶ所の測定を行なっていますが、その単純平均値はセシウム137の濃度で99.7 kBq/m^{2}です。これは、2.7 Ci/km^{2}に相当します。また、ふくしま集団疎開裁判を提起した14人の子どもたちが通学している7つの学校周辺の19の測定地点のセシウム137測定値の平均値は189.768 kBq/m^2 = 5.13 Ci/km^2、5 Ci/km^{2}以上となっています。

　ウクライナの放射能汚染定義および年間被曝線量と1時間当たりの線量

率は、表2のとおりです。

核種	半減期	1号機	2号機	3号機	放出量合計
Xe-133	5.2 d	3.4×10^{18}	3.5×10^{18}	4.4×10^{18}	1.1×10^{19}
Cs-134	2.1 y	7.1×10^{14}	1.6×10^{16}	8.2×10^{14}	1.8×10^{16}
Cs-137	30.0 y	5.9×10^{14}	1.4×10^{16}	7.1×10^{14}	1.5×10^{16}
Sr-89	50.5 d	8.2×10^{13}	6.8×10^{14}	1.2×10^{15}	2.0×10^{15}
Sr-90	29.1 y	6.1×10^{12}	4.8×10^{13}	8.5×10^{13}	1.4×10^{14}
Ba-140	12.7 d	1.3×10^{14}	1.1×10^{15}	1.9×10^{15}	3.2×10^{15}
核種	109.0 d	2.5×10^{14}	7.7×10^{14}	6.9×10^{13}	1.1×10^{15}
Te-129m	33.6 d	7.2×10^{14}	2.4×10^{15}	2.1×10^{14}	3.3×10^{15}
Te-131m	30.0 h	2.2×10^{15}	2.3×10^{15}	4.5×10^{14}	5.0×10^{15}
Te-132	78.2 h	2.5×10^{16}	5.7×10^{16}	6.4×10^{15}	8.8×10^{16}
Ru-103	39.3 d	2.5×10^{09}	1.8×10^{09}	3.2×10^{09}	7.5×10^{09}
Ru-106	368.2 d	7.4×10^{08}	5.1×10^{08}	8.9×10^{08}	2.1×10^{09}
Zr-95	64.0 d	4.6×10^{11}	1.6×10^{13}	2.2×10^{11}	1.7×10^{13}
Ce-141	32.5 d	4.6×10^{11}	1.7×10^{13}	2.2×10^{11}	1.8×10^{13}
Ce-144	284.3 d	3.1×10^{11}	1.1×10^{13}	1.4×10^{11}	1.1×10^{13}
Np-239	2.4 d	3.7×10^{12}	7.1×10^{13}	1.4×10^{12}	7.6×10^{13}
Pu-238	87.7 y	5.8×10^{08}	1.8×10^{10}	2.5×10^{08}	1.9×10^{10}
Pu-239	24065 y	8.6×10^{07}	3.1×10^{09}	4.0×10^{07}	3.2×10^{09}
Pu-240	6537 y	8.8×10^{07}	3.0×10^{09}	4.0×10^{07}	3.2×10^{09}
Pu-241	14.4 y	3.5×10^{10}	1.2×10^{12}	1.6×10^{10}	1.2×10^{12}
Y-91	58.5 d	3.1×10^{11}	2.7×10^{12}	4.4×10^{11}	3.4×10^{12}
Pr-143	13.6 d	3.6×10^{11}	3.2×10^{12}	5.2×10^{11}	4.1×10^{12}
Nd-147	11.0 d	1.5×10^{11}	1.3×10^{12}	2.2×10^{11}	1.6×10^{12}
Cm-242	162.8 d	1.1×10^{10}	7.7×10^{10}	1.4×10^{10}	1.0×10^{11}
I-131	8.0 d	1.2×10^{16}	1.4×10^{17}	7.0×10^{15}	1.6×10^{17}
I-132	2.3 h	1.3×10^{13}	6.7×10^{06}	3.7×10^{10}	1.3×10^{13}
I-133	20.8 h	1.2×10^{16}	2.6×10^{16}	4.2×10^{15}	4.2×10^{16}
I-135	6.6 h	2.0×10^{15}	7.4×10^{13}	1.9×10^{14}	2.3×10^{15}
Sb-127	3.9 d	1.7×10^{15}	4.2×10^{15}	4.5×10^{14}	6.4×10^{15}
Sb-129	4.3 h	1.4×10^{14}	5.6×10^{10}	2.3×10^{12}	1.4×10^{16}
Mo-99	66.0 h	2.6×10^{09}	1.2×10^{09}	2.9×10^{09}	6.7×10^{09}

※出典：原子力安全に関する IAEA 閣僚会議に対する日本国政府の報告書―東京電力福島原子力発電所の事故について―（2011年6月）原子力災害対策本部。
注）Te-131m、Te-132、I-132、I-133、I-135、Sb-129、Mo-99 についてはデータに誤りが判明したため 2011 年 10 月 20 日に訂正。

表1　2011年3月16日までの大気中への放射性物質放出量試算値（Bq）

No.	ゾーン名	土壌汚染密度、kBq/m² (Ci/km²)			年間被曝量 ミリシーベルト/年
		セシウム137	ストロンチウム90	プルトニウム	
1	避難(特別規制)ゾーン	n.d.	n.d.	n.d.	n.d.
2	移住義務ゾーン	555以上 (15以上)	111以上 (3以上)	3.7以上 (0.1以上)	5以上
3	移住権利ゾーン	185〜555 (5〜15)	5.55〜111 (0.15〜3)	0.37〜3.7 (0.01〜0.1)	1以上
4	放射能管理強化ゾーン	37〜185 (1〜5)	0.74〜5.55 (0.02〜0.15)	0.185〜0.37 (0.005〜0.01)	0.5以上

注：避難ゾーン：1986年に住民が避難した地域。N.d.：定義なし。
出所：オレグ・ナスビット、今中哲二「ウクライナでの事故への法的取り組み」今中哲二編『チェルノブイリ事故による放射能災害—国際共同研究報告書』技術と人間、1998年、48頁。

表2　法に基づく放射能汚染ゾーンの定義

4. 郡山市における放射線による晩発障害の予測

　これらの値をもとに、福島県郡山市において今後予想される放射性物質の内部被曝によるさまざまな晩発障害を、チェルノブイリ原発事故によって深刻な放射性物質による汚染と、それによるさまざまな晩発障害を背負いつつあるベラルーシやウクライナにおける調査・研究結果から予想します。比較検討のために、参照した調査・研究結果は、2011年4月6日から8日までドイツのベルリンで国際会議が開かれたチェルノブイリ事故25周年記念国際会議で紹介された論文集（Annals of the New York Academy of Sciences Volume1181（Dirctor and Executive Editor Douglas Braaten）です。

　その会議のプログラムとレジュメなどは、次のwebsiteで読むことができます。

http://www.strahlentelex.de/tschernobylkongress-gss2011.htm
http://www.strahlentelex.de/Abstractband_GSS_2011.pdf
http://www.strahlentelex.de/Yablokov%20Chernobyl%20book.pdf

（1）先天障害の増加

　まず、ベラルーシからの先天障害に関するレポートです。表3と表4（表4は表3から抜粋したものです）を見てください。

年	高濃度汚染地域			低濃度汚染地域		
	1981-1986	1987-1989	1990-2004	1981-1986	1987-1989	1990-2004
全先天障害患者数	4.08	7.82*	7.88*	4.36	4.99	8.00*
無脳児	0.28	0.33	0.75	0.36	0.29	0.71
脊椎ヘルニア	0.57	0.88	1.15	0.69	0.96	1.41
多指症	0.22	1.25*	1.10	0.32	0.50	0.91
ダウン症	0.89	0.59	1.01	0.64	0.88	1.08
多重先天障害	1.27	2.97*	2.31	1.35	1.23	2.32
新生児と死産児の合計	58,128	23,925	76,278	98,522	47,877	161,972
先天障害を伴った子どもと死産児	237	187	601	430	239	1,295

注：* p＜0.05.
出所：National Belarussian Report, 2006:table 4.6.

表3　ベラルーシのチェルノブイリ大惨事前後の高度汚染地域と低度汚染地域における出生1000人当たりの先天障害発生数

地区	1981-1986	1987-1988	1990-2004
A. 高度汚染地区	4.08	7.82	7.88**
B. 程度汚染地区	4.36	4.99*	8.00**

注：*P＜0.05, *AとBの比較（1987-1988）；** p＜0.05, 1981-1986と1990-2004の比較
出所：National Belarussian Report, 2006:table 4.6.

表4　ベラルーシの高度汚染地区（17）および程度汚染地区（30）における先天障害児（1000人当たりの新生児・胎児）の公式統計数

　セシウム137の高濃度汚染地域（A.Heavily contaminated districts: つまり、セシウム137の濃度が5 Ci/km² 以上）で生きて産まれた新生児1000人の中に、事故の前には4.08だった先天障害が事故後の1987年から88年には7.82と倍近くに増えています。また、セシウム137の低濃度汚染地域（B.Less contaminated districts: セシウム137の濃度が1 Ci/km² 以下）においても、少し遅れて、事故の前には4.36だったものが1990年から2004年には8.00に増加しています。ともに統計学的に有意です。

　前述のとおり、福島県郡山市の債権者の子どもたちが通う学校周辺では平均汚染度は5 Ci/km² 以上ですから、とくに高度汚染地域のデータは、福島県郡山市の7つの学校の子どもたちが今後背負うであろう健康障害を予想するうえで、きわめて重要なものだと評価しなければなりません。さらに低濃度汚染地域のデータは、郡山市のより低濃度汚染地域においても、先天障害の増加を予想させるという意味で、きわめて重要です。

表3には、先天障害が疾病別にリストアップされ、出生1000人当たりの数が示されています。疾病別リストは上から、全先天障害患者数、無脳児、脊椎ヘルニア、多指症、ダウン症、多重先天障害、新生児と死産児の合計、先天障害児と死産児を示しています。高濃度汚染地域、低濃度汚染地域ともに、原発事故後先天障害発症数・率が増加しています。

図1は、脚や腕や胴体の先天障害を背負った子どもたちです。

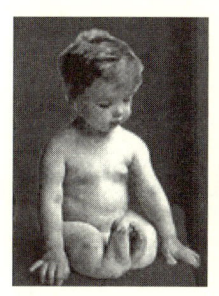

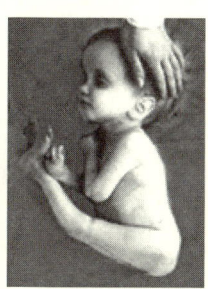

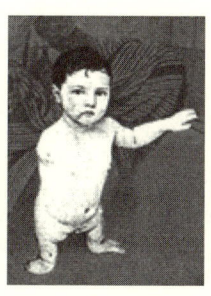

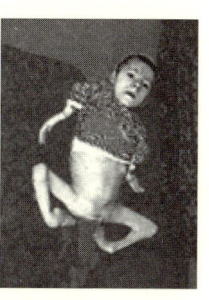

出所:Drawing by D.Tshepotkin from Moscow Times (April 26, 1991) and from www.progetto humus.
図1 チェルノブイリ原発事故の被害者 多重先天障害を持った子どもたち

表5は、ベラルーシで公式に登録された出生1000人当たりの先天障害児数を、セシウム137による汚染のレベル別年代別に比較したものです。クリーンとされている1 Ci/km² 未満の汚染レベルにおいても、チェルノブイリ原発事故前1982〜1985年の4.72に比し、事故後1987〜1992年では5.85人と先天障害児数の増加が見られました。

汚染レベル	症例数	
	1982-1985	1987-1992
<1 Ci・km²	4.72 (4.17-5.62)	5.85 (5.25-6.76)
1-5 Ci・km²	4.61 (3.96-5.74)	6.01 (4.62-7.98)
>15 Ci・km²	3.87 (3.06-4.76)	7.09 (4.88-8.61)

注:*All differences are significant.
出所:Lazjuk et al., 1996a; Matsko, 1999
表5 汚染レベルの違いによる出生1000人当たり先天障害発生率の公式統計

郡山市全体の汚染レベルに相当する1〜5 Ci/km² の汚染レベルにおいては、先天障害児数の増加はより顕著でした。すべての汚染レベルにおいて、

チェルノブイリ原発事故前後の違いが有意でした。もっとも、この表には、郡山市の債権者の子どもたちが通う学校周辺の平均汚染度に相当する5 Ci/km² 以上のデータはありません。

(2) 悪性腫瘍の多発

つぎにがんのデータです。表6は、チェルノブイリ事故以前と以後の人口10万人対がん発症数の推移を、ベラルーシのゴメル州とモギレフ州の、それぞれセシウム137による汚染度合いの異なる3地域別に比較したデータです。それぞれの地域の15 Ci/km² 以上ならびに5〜15 Ci/km² の汚染地域において、1986年以降がんの発症が有意に増加していることが、示されています。さらにモギレフ州においては、5 Ci/km² 以下の地域においても、原発事故後がんの発症数が事故前の248.8から306.2へと有意に高くなっていることが示されています。

汚染レベル	ゴメル州		モギレフ州	
	1977-1985	1986-1944	1977-1985	1986-1944
<5 Ci・km²	181.0 ± 6.7	238.0 ± 26.8	248.8 ± 14.5	306.2 ± 18.0*
5-15 Ci・km²	176.9 ± 9.0	248.4 ± 12.5*	241.8 ± 15.4	334.6 ± 12.2*
>15 Ci・km²	194.6 ± 8.6	304.1 ± 16.5*	221.0 ± 8.6	303.9 ± 5.1*

注：* $p < 0.05$.
出所：Konoplya and Rolevich, 1996; Imanaka, 1999.

表6 チェルノブイリ大惨事前後のセシウム137で汚染されたベラルーシ地域における10万人当たりがん発症率

前述のとおり、福島県郡山市の債権者の子どもたちが通う学校周辺では平均汚染度は5 Ci/km² 以上であり、ゴメル州とモギレフ州の5 Ci/km² 以上の汚染地域において、がん発症が有意に増加していることを示すこれらのデータは、今後郡山市の子どもたちにがんが多発するリスクを予想させるもので、きわめて重要なものだと評価しなければなりません。

図2は、ベラルーシでは全国的に、甲状腺がんが、子ども大人ともにチェルノブイリ事故3年後から、当初の予想をはるかに超えて急増していることを示しています。

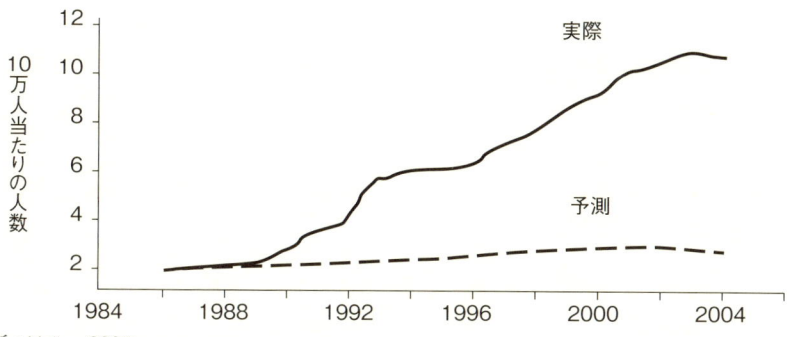

出所：Malko, 2007.

図2　ベラルーシのおとなと子どもの甲状腺がん患者のチェルノブイリ事故以前のデータによる予測と実際

　図3は、ベラルーシ全体において、甲状腺がんを背負った0歳から18歳までの子どもが、1990年過ぎから2005年にかけて増え続けている様子を示しています。

出所：National Belarussian Report, 2006: fig. 4.2.

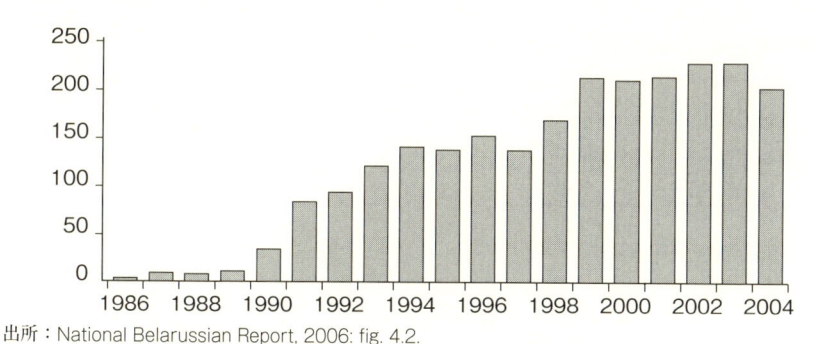

図3　1986年に0歳から18歳であった人の甲状腺がん患者数

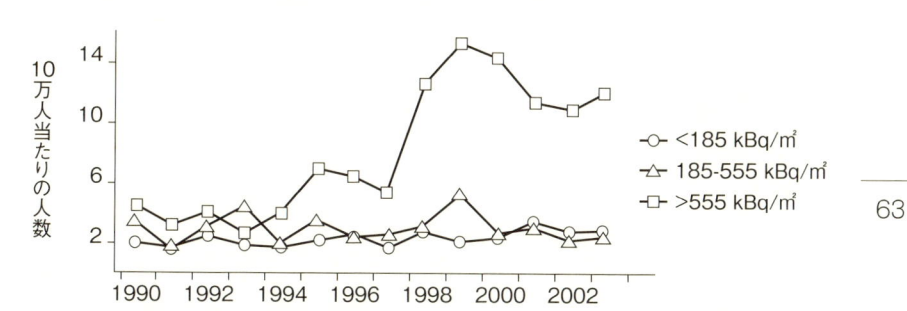

出所：National Belarussian Report, 2006.

図4　セシウム137の高濃度汚染地域であるゴメリ州における乳がん患者数

図4の正方形を結んだグラフは、ベラルーシ・ゴメリ州のセシウム137高濃度汚染地域（555 kBq/m^2 以上）で1990年以降の乳がんの発生率の推移を示したものです。事故後10年余り経った1997年ころから急激に増えている実態が示されています。

(3) 1型糖尿病の増加

チェルノブイリ原発事故以降、高頻度に認められるようになったのは、先天障害や白血病・がんなど悪性疾患だけではありませんでした。

表7は、ベラルーシの高濃度（ゴメル州）ならびに低濃度（ミンスク州）汚染地域における小児とティーンエイジャー10万人対における1型糖尿病の発症を示したものです。セシウム137高濃度汚染地域（15-40 Ci/km^2）では事故以前に比し、優位に増加しています。低濃度汚染地域（1-15 Ci/km^2）でも、統計学的に有意ではありませんが、上昇傾向がうかがえます。このデータは郡山市の子どもたちの1型糖尿病の発症を予想するうえで、重視されなければなりません。

年	1980-1985	1987-2002
高濃度汚染（ゴメリ州）	3.2 ± 0.3	7.9 ± 0.6*
低濃度汚染（ミンスク州）	2.3 ± 0.4	3.3 ± 0.5

注：*p < 0.05.
出所：Zalutskaya et al. 2004.

表7 ベラルーシの高濃度と低濃度汚染地域におけるチェルノブイリ大災害前後の小児とティーンエイジャー10万人対1型糖尿病の発症率

(4) 水晶体混濁、白内障

放射線被曝は白内障の原因として以前から注目されてきましたが、ふくしま集団疎開裁判の子どもたちが通学する学校周辺と同程度のチェルノブイリ原発事故による汚染地域で、水晶体混濁、白内障と診断される子どもが増えています。

表8は、ベラルーシにおける汚染の度合いと水晶体混濁の発症頻度を示したものです。セシウム137によってより高濃度に汚染されたブレスト州（137～377 kBq/m^2）では、低濃度汚染のヴィテフスク州（3.7 kBq/m^2）

に比し、水晶体混濁の度合いが高率でした。

地区	混濁の割合（％）		
	1－5	6－10	＞10
ブレスト州 137－337kBq/m² (n =77)	57.5	17.9	6.7
ヴィテフスク州 3.7kBq/m² (n = 56)	60.9	7.6	1.1

注：*p＜0.05.
出所：Zalutskaya et al. 2004.

表8　汚染レベルが異なる地区で暮らす子どもたちに見られる両眼の水晶体混濁率（1992年）

　前述のとおり、ふくしま集団疎開裁判の子どもたちが通う学校周辺では平均汚染度は 189.768 kBq/m² ですから、ブレスト州の 137 kBq/m² 以上の汚染地域において、低濃度汚染のヴィテフスク州（3.7 kBq/m²）に比し、水晶体混濁の度合いが高率であることを示すこのデータは、今後債権者の子どもたちに水晶体混濁のリスクを予想させるもので、きわめて重要なものだと評価しなければなりません。

　図5は、ベラルーシの子どもたちを調べたところ、子どもたちの体内に取り込まれたセシウム 137 からの放射線量（縦軸：Bq/kg）が高い子どもに両眼の水晶体混濁（横軸）が高頻度に観察されたことを示しています。今後、郡山市の子どもたちが摂取したセシウム 137 の放射線量を調べることによって、両眼の水晶体混濁（白内障）発症を予想することができます。

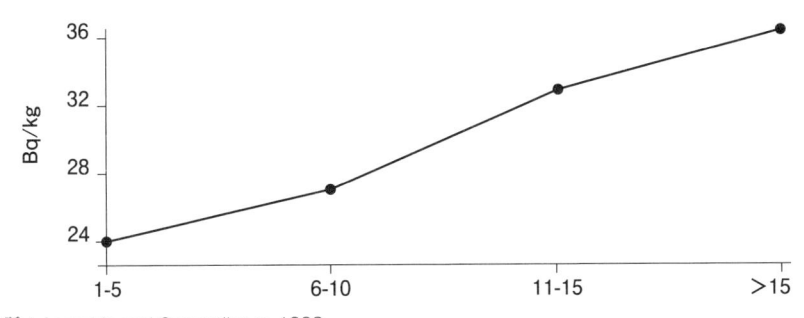

出所：Arynchin and Ospennikova, 1999.
図5　ベラルーシの子どもにおけるセシウム 137 の汚染レベルと水晶体混濁の数

　1991 年ウクライナ・キエフ州イヴァンキフ地域の4つの村で、7歳から16歳までの子ども 512 人について、眼球水晶体の病的変化を調べた研究デ

ータ（Fedirko and Kadoshnykova,2007）があります。これら4つの村は、以下のように土壌中のセシウム137汚染の度合いが異なるだけです。

①第1村：平均 12.4 Ci/km^2（最高 8.0 Ci/km^2；村の90%は 5.4 Ci/km^2）＊
②第2村：平均 3.11 Ci/km^2（最高 13.8 Ci/km^2；村の90%は 4.62 Ci/km^2）
③第3村：平均 1.26 Ci/km^2（最高 4.7 Ci/km^2；村の90%は 2.1 Ci/km^2）
④第4村：平均 0.89 Ci/km^2（最高 2.7 Ci/km^2；村の90%は 1.87 Ci/km^2）

＊平均値と最高値に記載ミスの可能性がありますが、原文どおり、訳出。

検査を受けた子どもたちの51%に、典型的な水晶体の病状（混濁）がみられました。また土壌汚染レベルの高い村で、水晶体混濁は高率でした。非典型的な病状（水晶体後部皮膜下層の混濁、後部皮膜と核部の間の斑状・点状構造の不明瞭化および小水泡）は、土壌汚染の平均値ならびに最高値と相関しており、高率（r=0.992）に認められました。1995年には、第1村と第2村（土壌汚染の平均値 2 Ci/km^2）において、34.9%にまで、著明な増加がみられました。1991年に皮質層混濁の早期変化を示した2人の少女は、退縮型白内障の進行と思われる目のかすみと診断されました。

表9は、ベラルーシの汚染されたゴメル州全体の18歳未満の子どもたちについて種々の疾患罹患率（10万人対）を包括的にみたものです。チェルノブイリ原発事故以前に比べ、1997年には、循環器（心臓）疾患13.3倍、

疾病／臓器	1985年	1990年	1995年	1997年	増加量
一次診断合計	9,771	73,754	127,768	124,440	12.7倍
血液および造血器	54	502	859	1,146	21.2倍
循環器疾患	32	158	358	425	13.3倍
内分泌、代謝および免疫	3.7	116	3,549	1,111	300.0倍
呼吸器系	760	49,895	81,282	82,689	108.8倍
泌尿器系	25	555	961	1,199	48.0倍
筋肉と骨／結合組織	13	266	847	1,036	79.7倍
精神障害	95	664	908	867	9.1倍
神経および感覚器	645	2,359	7,649	7,040	10.9倍
消化器系	26	3,108	5,879	5,548	213.4倍
皮膚および皮下組織	159	4,529	7,013	7,100	44.7倍
感染症と寄生虫	4,761	6,567	11,923	8,694	1.8倍
先天障害＊	51	122	210	340	6.7倍
腫瘍＊＊	1.4	323	144	134	95.7倍

注：*High estimation of unreported cases through abortions; **1985 only malignant neuroplasms.
出典：Pflugbeil et al., 2006 based on Official Gomel Health Center Data, Simplified.

表9　ベラルーシのゴメル州における18歳未満の子どもたちの10万人対疾患罹患率

呼吸器疾患 108.8 倍、泌尿器系疾患 48.0 倍、消化器疾患 213.4 倍、先天障害 6.7 倍、腫瘍性病変 95.7 倍に、それぞれ増えています。

表 10 は、北ウクライナの成人と 10 代の若者について、人口 10 万人対の疾患罹患率みたものです。事故直後の 1987 年に比べ 1992 には、内分泌系疾患 25.8 倍、精神障害 52.8 倍、神経系疾患 5.7 倍、循環器（心臓）疾患 44.0 倍、消化器疾患 60.4 倍、皮膚および皮下組織疾患 50.5 倍、筋肉骨疾患 96.9 倍に、それぞれ増えています。

疾病/臓器	1987年	1989年	1991年	1992年	増加量
内分泌系	631	886	4,550	16,304	25.8倍
精神障害	249	576	5,769	13,145	52.8倍
神経系	2,641	3,559	15,518	15,101	5.7倍
循環器系	2,236	4,986	29,503	98,363	44.0倍
消化器系	1,041	2,249	14,486	62,920	60.4倍
皮膚および皮下組織	1,194	1,262	4,268	60,271	50.5倍
筋肉および骨	768	2,100	9,746	73,440	96.9倍

出所：Pflugbell et al., 2006.
表10　北ウクライナの成人および10代の若者における10万人対疾病罹患率(1987-1992年)

(5) 論文集(Annals of the New York Academy of Sciences Volume1181 (Director and Executive Editor Douglas Braaten)のまとめ

　この論文集のまとめ、「一般民衆の健康と自然環境に対するチェルノブイリ・カタストロフがもたらした 23 年後の重大なる影響」と題された第 15 章には、今回の福島県郡山市の放射線汚染とそれによる晩発障害、さらに今後の対策を考えるうえで、次のような示唆に富む内容が記述されています。
「……1986 年には、4 kBq/m^2（0.1 Ci/km^2）以上の放射能（セシウム 137、ストロンチウム 90m、プルトニウムおよびアメリシウム：引用者注）で汚染された地域にほぼ 4 億人の人々が住んでいました。しかも今なお約 500 万人（チェルノブイリ原発事故後 23 年、ウクライナ、ベラルーシ、ヨーロッパ・ロシア）は 4 kBq/m^2 以上の危険な汚染に晒されています。有病率の増加、早すぎる老化、そして遺伝子異常が、すべての汚染地域で調査・研究されました。

全死亡率の増加が、ヨーロッパ・ロシアでは最初の 17 年に 3.75 %、ウクライナでは 4.0 %に上りました。内部被曝のレベルは、植物による吸収とセシウム 137、ストロンチウム 90m、プルトニウムおよびアメリシウムのリサイクルによって上昇し続けています。"安全"と考えられている年 1 mSを超えたところでは、体内積算線量をできるだけ低く抑えるために、住民のセシウム 137 の体内レベルを、子どもでは 50 Bq/kg 以下、おとなでは 75 Bq/kg 以下にしなければなりません。……」

(6) ベラルーシ共和国での心臓病の多発

2009 年、ギリシャのレスヴォスで開かれた国際会議でバンダシェフスキー教授(病理学)が報告した論文から、ベラルーシ共和国での心臓病に関する部分を以下に紹介します(チェルノブイリ事故による放射性物質で汚染されたベラルーシの諸地域における非がん性疾患、ユーリ・バンダシェフスキー〈ミコラス・ロメリス大学、リトアニア、ヴィリニュス〉、Proceedings of 2009 ECRR Conference Lesvos Greece、翻訳:田中泉、翻訳協力:松崎道幸 からの引用)。

2008 年のベラルーシ共和国の死因統計では、心臓病が 52.7%と半数以上を占めています(図6)。

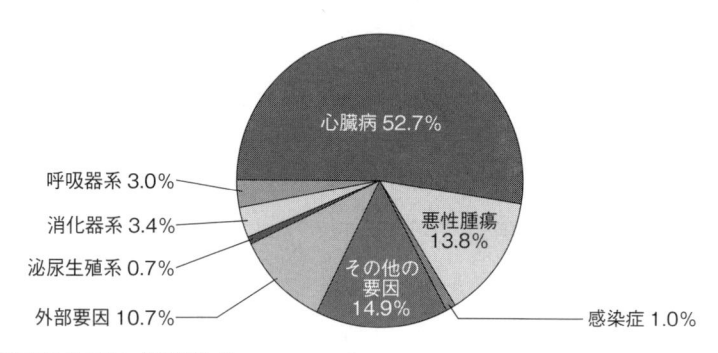

心臓病 52.7%
悪性腫瘍 13.8%
その他の要因 14.9%
感染症 1.0%
外部要因 10.7%
泌尿生殖系 0.7%
消化器系 3.4%
呼吸器系 3.0%

注:外部要因とは事故・犯罪死など。
出所:ユーリ・バンダシェフスキー「チェルノブイリ事故による放射性物質で汚染されたベラルーシの諸地域における非がん性疾患」、Proceeding of 2009 ECRR Conference Lesvos Greece、翻訳・田中泉、翻訳協力・松崎道幸より。

図6 ベラルーシ共和国の死因(2008 年)

図7は、1997年と1998年にゴメリ地方住民に行なわれた病理解剖時のセシウム137の臓器別測定値を各臓器別に示したものです。

子どもでは、セシウム137は甲状腺にもっとも高濃度に蓄積しており、甲状腺がんなど甲状腺疾患がヨウ素131だけに由来するものでないことを示唆しています。ついで蓄積量の多いのは骨格筋、小腸、心筋とつづき、ベラルーシ共和国における子どもの心臓病多発の原因がセシウム137の心筋への高濃度蓄積に起因する可能性を示唆しています。

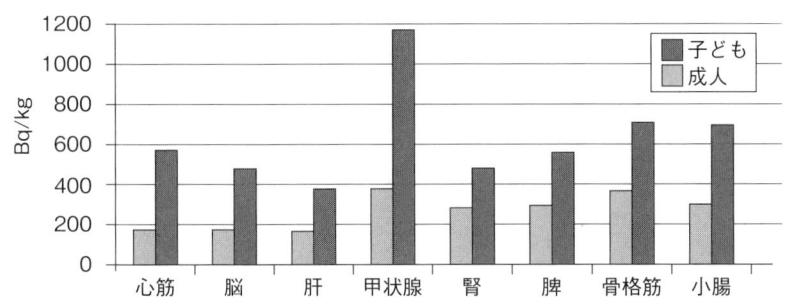

出所：図6に同じ。

図7　1997年と1998年にゴメリ地方住民に行なわれた病理解剖時のセシウム137の臓器別測定値

子どもにおける生体内セシウム137蓄積濃度と心電図異常発症率について検討したデータでは、心電図異常の発症が、0－5 Bq/kgでは17％であるのに対し、12－26 Bq/kgでは62％と急増、セシウム137の生体内濃度依存性に心電図異常が多発することが示されました（図8）。

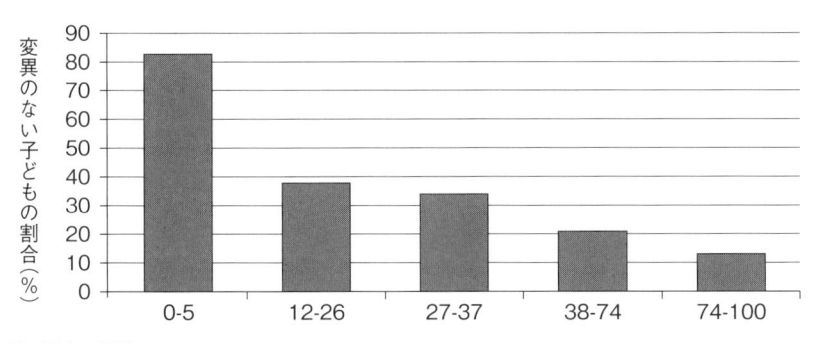

出所：図6に同じ。

図8　子どもにおける生体内セシウム137蓄積濃度と正常心電図を呈した子どもの割合

(7) 子どもの集団疎開は不可欠

　今回の福島原発事故によって自然環境中に排出される放射性物質は、チェルノブイリより多いと評価されています。その理由は、チェルノブイリで事故を起こした原発が1基だったのに対して今回は4基です。運転開始間もなかったチェルノブイリに比べ、日本では数十年間運転を続けてきたため、日本の原発には大量の使用済み燃料や核廃棄物が蓄積されていること。このことは、東電自体も認めています。それに加えて今回は、大気中のみならず海洋汚染を世界中にもたらしたという意味で、後になって出てくるさまざまな晩発障害もいっそう深刻だと評価しなければなりません。しかも事故は半年を過ぎた今なお、収束からは程遠い状態にあり、さまざまな放射性核種が自然生活環境に放出され続けているのです。

　チェルノブイリ原発事故後放射性物質によって汚染されたベラルーシやウクライナの子どもたちを襲ったさまざまな健康障害は、今回の東電原発事故で汚染された郡山市やひろく福島県さらに県境を超えた汚染地域で生活する、とくに子どもたちに、今後長期間、何十年にわたってさまざまな病気をもたらすであろうことを予想させます。すでに東電福島原発事故後、10ヶ月が過ぎ去りましたが、今からでも遅すぎることはありません。子どもの集団疎開措置を可及的速やかに実施することを、一臨床医として切望するものです。

［本稿は「ふくしま集団疎開裁判」における意見書（第2章）に加筆したものです］

内部被曝
放射線の危険を科学的にみる必要性と内部被曝が隠され続けた歴史

矢ヶ崎克馬（やがさき・かつま）
物性物理学

1. 放射線による分子切断は「被曝評価」の基本

　放射線の作用は「電離」です。電離は分子を切断します。遺伝子と生体における機能分子の切断が健康を破壊します。分子が切断されるので、被曝の危険は2つのタイプに区分されます。

　第1は、分子が切られることにより生命機能が破壊されてしまう危険です。第2は、切られた分子が間違って再結合し、異常に変成された遺伝子を持つ細胞が生き延びることによる危険です。これは主として「内部被曝」によります。両方とも放射線のリスクですが、リスクの起源はまったく異なるのです。

　広島・長崎では、アメリカの核戦略により「内部被曝」が隠ぺいされ、主として第2の危険が無いことにされてガン等に苦しむ被爆者が被爆者として認められずに切り捨てられてきました。そのために原爆症認定集団訴訟が起こされました。19回の判決が出されましたが、すべての判決で「内部被曝」が基本的に認知されました。

　困ったことには、認知していないのは国とそのサポートをする「学者」たちです。国際放射線防護委員会（ICRP）は、第1の危険だけしか見ることのできない被曝線量評価基準を持ち、「内部被曝」が見えなくされています。国やこれらの人は被爆者を苦しめ続けた「第2の危険の無視＝内部被曝の無視」をまたぞろ「福島」に押し付けようとしています。被爆者の苦しみを「福島」に再現させてはなりません。広島・長崎と「福島」を結ぶものは「内部被曝」です。

（1）放射線の作用は「電離」

　福島原発事故では、原子炉から放出された放射性埃（放射性微粒子）が住

民の生活空間に押し寄せ、放射線を発射しています。

　一般に「放射線」と呼ばれているものは、専門的に呼ぶときには「電離放射線」と表現します。原子は原子核とその周りをまわっている軌道電子からなりますが、電離とは軌道電子が原子の外まで叩き出されてしまうことです。放射線の作用のほとんどは、一番外側の電子を原子から弾き飛ばし、放射線自身は電離させるに必要なエネルギーを失うものです。

　人間の体や、ほとんどの自然界では、原子が単独で存在せずに原子同士が結合して分子を作っています。放射線の具体的作用は分子にどのような作用を及ぼすかを考察する必要があります。放射線の基本作用は分子を切断することです。

(2) 電離は分子を切断する

　原子と原子を結びつける（分子を作る）力は電子が対（ペア）を構成することによります。放射線が分子に当たれば、対を作っている電子の1つを吹き飛ばしてしまうので、分子は切断されます。その様子を図1に示します。

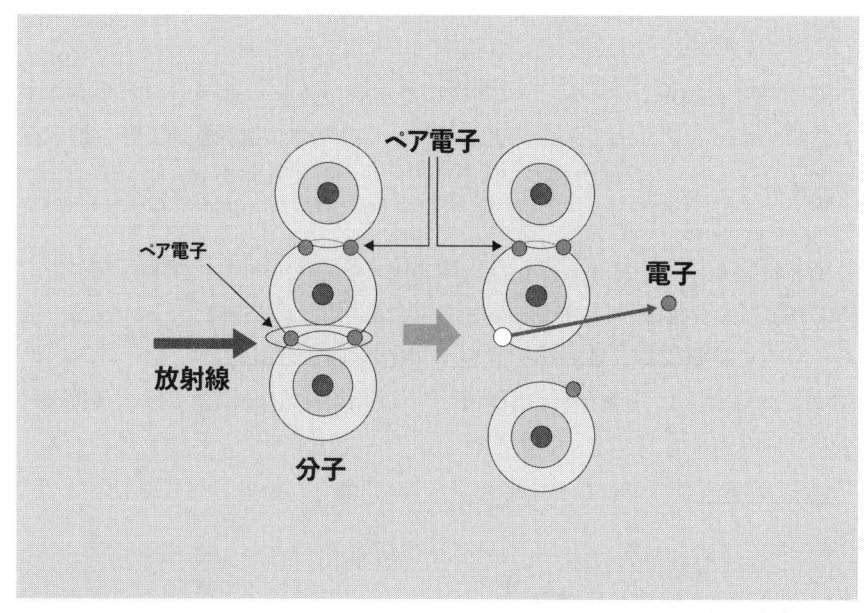

図1　電離と分子切断

(3) 分子切断による危険

　分子切断の危険は、①生命機能が破壊されることによる危険と②切られた分子が間違って再結合することによる危険で、それらはメカニズムがまったく違います（ICRP 線量基準の欠陥）。

① 　生命機能が破壊されることによる危険
　大量被曝の場合は、分子切断そのものによる生命機能の破壊が生命体の危険に直結します。
　1 mSv は人間のすべての細胞に 100 個の分子切断をもたらすほどの被曝です。ガンマ線（ガンマ線は物質との相互作用が弱く疎らに分子切断を行ないエネルギーを失いにくいので遠くまで飛ぶ）的外部被曝で全身均等に被曝する場合も、内部被曝（アルファ線と半減期の短いベータ線）で放射性の埃の周囲に局所集中的に被曝する場合も、生命機能の破壊が急性症状として現われます。この場合は、現在の ICRP 基準のように「吸収エネルギーを臓器あるいは全身の質量で割る」ことで大局的な被曝の評価が可能です。100 mSv 以上の線量で上記のような症状が生じると言われています。
　2 番目の危険の起源である「生命活動が生み出す、間違って DNA が再結合し DNA が組み替えられて細胞が生き延びることによる危険」の主たる被曝形態は内部被曝です。しかし、ICRP の吸収線量定義は臓器ごとの吸収エネルギーを測っていて、被曝の具体性を一切捨象しているために第 2 の危険の実態を知ることができず、「破壊の危険」しか見ることができない基準なのです。これを科学的側面から言えば、100 mSv 以下では破壊の危険が表面化しないものですから、それ以下の低線量ではリスクの現われようがないものとして、「評価する術を持たない」のです。ICRP の教条は「破壊の危険が表面化しないところにリスクは存在するはずがない」と教えるのです。低線量の「100 mSv 以下のデータは無い」、と政府をサポートする ICRP「専門家」が言いますが、実は、100 mSv 以下のデータが無いのではなく、ICRP 体制（IAEA、WHO、日本政府等々）が内部被曝の被害を公式記録に載せないために、内部被曝の危険を示す疾病に「放射線との因果関係は無い」と切り捨ててきた歴史が、このような言葉に現われているのです。データは

山ほどあるのですが、政治的に切り捨てているので、「データは無い」と言っているのです。さらに「ICRPの教条に従えば、リスクが存在するはずがない」と信じさせられているのです。

ICRP基準ではこの「破壊の相」から低線量領域を単純に延長してリスクを推定していますが、まったく起源の異なる危険を同一に扱うことは誤りなのです。またこれにより極端な過小評価を招いているのです。

② 分子切断された細胞が生き延びることによる危険

分子切断が行なわれながら細胞が生き延びることによる危険は、「生物学的修復作用の結果、つなぎ間違えて異常に変成された遺伝子が生き残ること」です。この危険の目安は「遺伝子の変性がどれだけ生じるか」です。

分子切断が行なわれても正常な再結合が実現されれば、危険因子とはなりません。分子切断の密集度が、変成される危険度を与えるものです。これに加えて、機能分子の切断はもちろん重大な健康被害を生じさせますが、この場合も正常に修復できなかった確率となりますので、合わせて分子切断の密集度が危険の尺度となります。この危険は、分子切断が疎らに生じる外部被曝によるのではなく、主として内部被曝によりもたらされます。

つなぎ間違えを生じるような集中した分子切断は細胞レベルの目を持たないと観測できません。低線量内部被曝は、ICRP基準ではまったく評価できないのです。後述するように、ICRP基準は低線量内部被曝を評価する尺度を持ち合わせないのです。ICRPは「内部被曝も外部被曝も同じく測られる」と主張しますが、第1の「破壊の危険」と第2の「異常再結合して生き延びる危険」を、その特性に違いを考慮せずに混然一体と扱うことであり、明瞭に誤りです。被曝尺度のプロセスを分析的に「科学」することができないので、いつまでも内部被曝が見えないのです。実は、科学行為の前に政治的に内部被曝は隠蔽されているので、科学陣が逆らえないのです。

③ 放射性原子が集団をなすことによる危険の増幅

被曝の危険は人工放射能特有の放射性原子が集団をなすことで増幅します。外部被曝の場合は、主としてガンマ線に被曝します。前述しましたが、ガンマ線は相互作用が弱いので、分子切断を疎らに行ない、そのために遠くまで飛ぶことができます。遠くに飛べるので、外部被曝は主としてガンマ線によるとしてよいのです。

人工放射性の埃（核兵器の死の灰、原子力発電所の漏れ放射能）は、天然に存在する放射性原子とは存在状態が異なります。放射性微粒子あるいは放射性の埃等と表現されるように、多数の原子が微粒子の中に集中しています。直径 0.1μm（1万分の1mm）の放射性微粒子ならば、原子数はおよそ10億個、直径が1μmならば原子数はおよそ1兆個です。この放射性原子が集団をなすという特徴を分析的にみていくと内部被曝のベータ線の脅威が浮き彫りになります。たとえば、ウラニウム等のアルファ線は体内（固体内部）では40μm（100分の4mm）しか飛びませんが、この間に約10万個の分子切断をします。アルファ線は行きあう分子すべてを切断すると言ってよいのです。アルファ線に打たれなかった近隣にある細胞も遺伝子が変成されてしまいます。これをバイスタンダー効果と呼びますが、これらを考慮すれば、アルファ線に打たれた後には近接して多量の分子切断が生じ、生物的修復作用の結果、再結合の際につなぎ間違えが生じる「遺伝子の変成」確率が非常に高まります。

　図2にはガンマ線とアルファ線による分子切断の違いを示します。ガンマ線による分子切断は、近接しての分子切断が無いので、生命活動の結果比

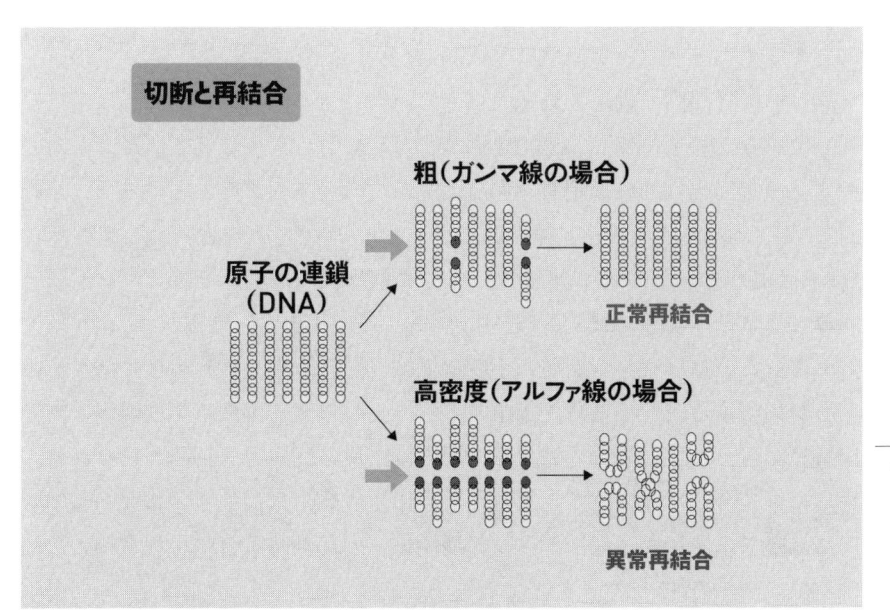

図2　ガンマ線被曝とアルファ線（ベータ線）被曝の違い

較的安全に正常再結合が果たされます。しかし、アルファ線の場合は近接して切断された多くの分子がありますので、間違って再結合してしまう確率が多くなります。異常再結合して生き延びることが大きな晩発性の健康被害に直結します。ICRP でさえ、放射線の性質による生物学的な影響の強さ（危険度）を「線質係数」と定義し、アルファ線の線質係数をガンマ線の 20 倍にしています。

これに対してベータ線は、（エネルギーを 1 Mev として）約 10 mm 飛び、その間に約 2 万 5000 個の分子切断を行ないます。1 個 1 個の分子切断の間隔はアルファ線のおよそ 1000 倍です。ベータ線の危険をたった一発だけと考えれば、再結合の際につなぎ間違えを起こす確率は非常に少ないと判断できます。これだけですと、ICRP のように線質係数（危険度）をガンマ線と同じく 1（アルファ線は 20）とするのもうなずけます（ICRP の「線質係数」を設定し吸収エネルギーが系数倍にされるとしてリスクを表わす方式を支持するものではありませんが、外部被曝での放射線のあり様だけを表現すると、ICRP 線質係数がベータ線とガンマ線で同じであるという設定が理解できます）。

ところが、人工放射能は微粒子を形成し放射性原子が集団をなすという事実を考慮すれば、ベータ崩壊は半減期が短いのでその微粒子から多量のベータ線が単位時間内に放出されます。そのために分子切断の実効間隔は密になり、アルファ線と同様に、変成された DNA を生じさせる可能性が大となります。直径 0.1 μm の放射性微粒子がセシウム 137 であるとすると、1 時間で 2600 本ほどのベータ線を放出します。ヨウ素 131 ならば、1 秒間に 1000 本以上のベータ線が出ます。ベータ線は、内部被曝ではアルファ線と同等以上に分子切断の高い密度を持つことになります。飛程が 10 mm 程度と小さいことはベータ線が届く小さな領域（質量も小さい）の中に全エネルギーが集中する（分子切断が集中する）ことになり、大変高い放射線の実効線量を記録します。この領域の中では大変密度の高い分子切断が行なわれ、異常に再結合した「変成された遺伝子」の生成確率は高いものになります。内部被曝ではアルファ崩壊やベータ崩壊で、外部被曝論者の予想を超えた被害が出る由縁です。

ICRP 論者はこれを「ICRP モデルに従っていないリスクの現れ方だから、

放射線起因のリスクではありません」、と事実より ICRP の基準を優先して事実の方を切り捨ててきました。ベータ線の危険度が内部被曝と外部被曝では、まったく異なることに注意する必要があります。

2. 放射線の作用―内部被曝の危険

(1) 内部被曝と外部被曝の影響の違い

　原子核から放射される放射線には3種類あります。それはアルファ線、ベータ線、ガンマ線です。アルファ線、ベータ線は原子の種類によってそれぞれ放出されるのですが、ガンマ線はそれらに付随するものです。アルファ線は空気中では 45 mm、体内（固体内部）では 40 μm しか飛ばず、この間に約 10 万個の分子切断をします。ベータ線は、（エネルギーを 1 Mev として）空気中では 1 m くらいまで、体内では約 10 mm 飛び、その間に約 2 万 5000 個の分子切断を行ないます。ガンマ線は物質との相互作用が弱く、疎らにしか分子切断を行なわないので遠くまで飛ぶのです。人間の体を突き抜けますが、それは、ところどころにしか分子切断を行なわないものですからエ

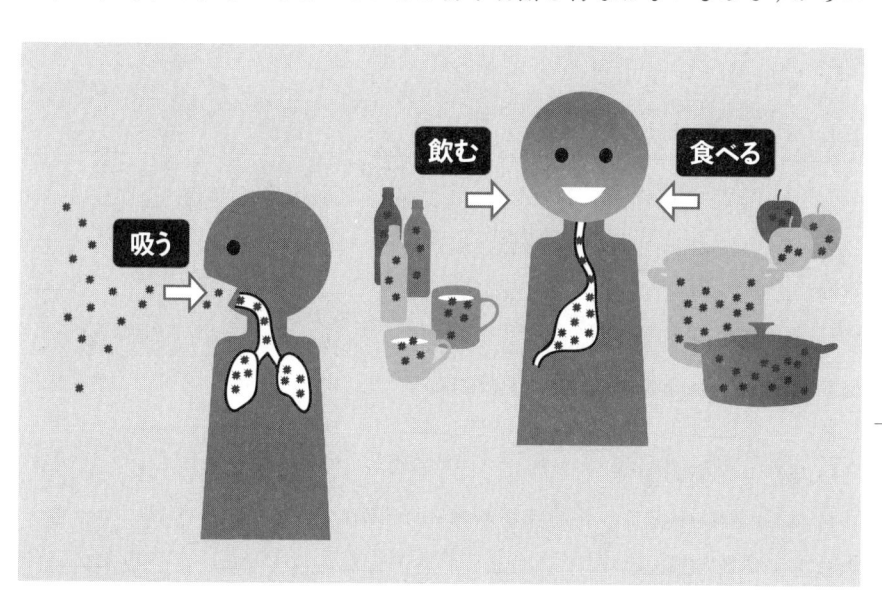

図3　内部被曝

ネルギーをなかなか消耗せず遠くまで飛ぶのです。

　内部被曝は放射能の埃を吸い込んだり飲み込んだりして体の中の放射能の埃から出た放射線で被曝してしまうものです（図3）。人工の放射能物質は天然の放射性物質に比較して、集団をなして微粒子の状態をとることが特徴です。直径が1μmの微粒子には約1兆個の原子が含まれます。その微粒子の中には多種類の放射性原子が含まれますので、内部被曝はすべての放射線で被曝されます。これに対して放射能の埃が体の外にあって、体の外から放射線がやってくる場合を外部被曝と言います（図4）。放射性の埃が体から1m以上の距離にあるとガンマ線しか被曝に関係しません。

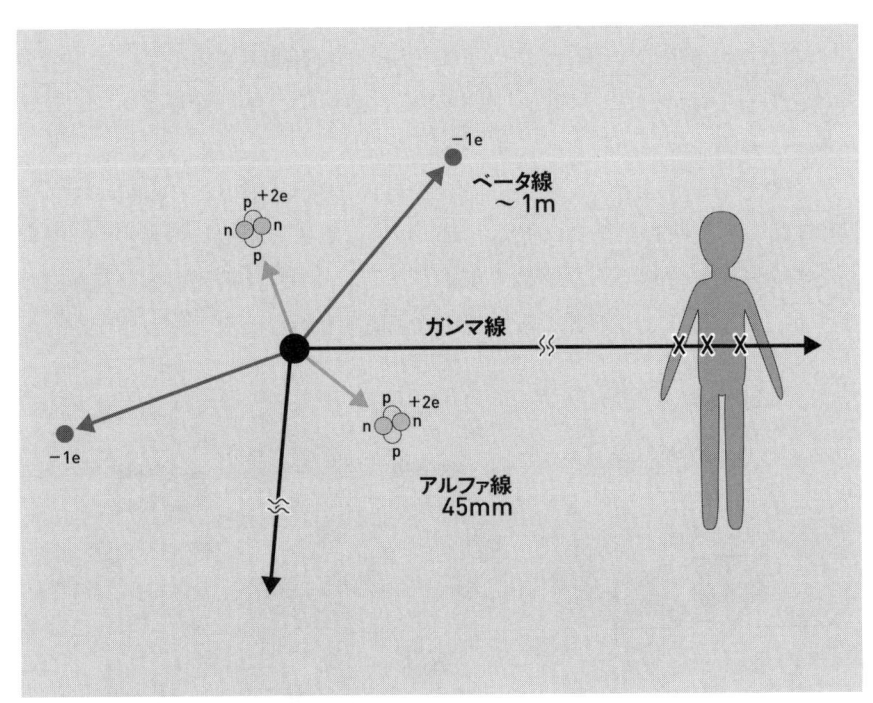

図4　放射性の埃が体外に在る場合（外部被曝）

① 遺伝子切断の影響

　DNAはまったく同じ分子構造を持つ2本の巨大分子（2重鎖）で構成されます。内部被曝の場合は密に分子切断が行なわれますので、2重鎖の2本とも切断され、間違って再結合する可能性が増大します。DNAが再結合で

きなかった場合はその細胞は死滅すると言われます。元どおり修復できれば正常な細胞が維持されます。つながる先を間違えて再結合しDNAが生き延びた場合は、変成（組み換え）されたDNAが生き延びます。健康に対して最も危険度の高い状態が出現します。図2の下図を参照してください。

図5はガンマ線がDNA分子切断を行なう場合を描いていますが、それは二重鎖の1本だけを切断するようなものです。ガンマ線の場合は切断場所が他の切断場所と離れて孤立していますから、生物学的修復作用により間違いなく元どおりになる可能性も高いものです（外部被曝）。図2の上図も参照してください。

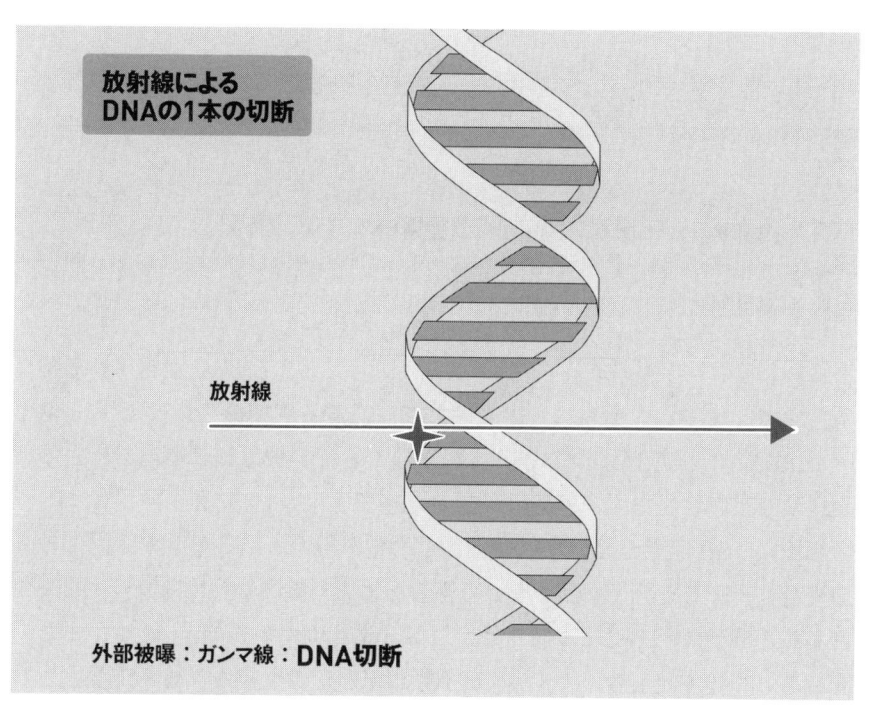

**放射線による
DNAの1本の切断**

放射線

外部被曝：ガンマ線：**DNA切断**

図5　2重鎖の1本切断

それに対して高密度の分子切断を受ける場合は、図6に表わすように遺伝子の2重鎖を切断するような密集した切断を行ないます。DNAの変成される確率が高くなります。

被曝したその人の中で、何十回も変成が繰り返されると、がんが発生する

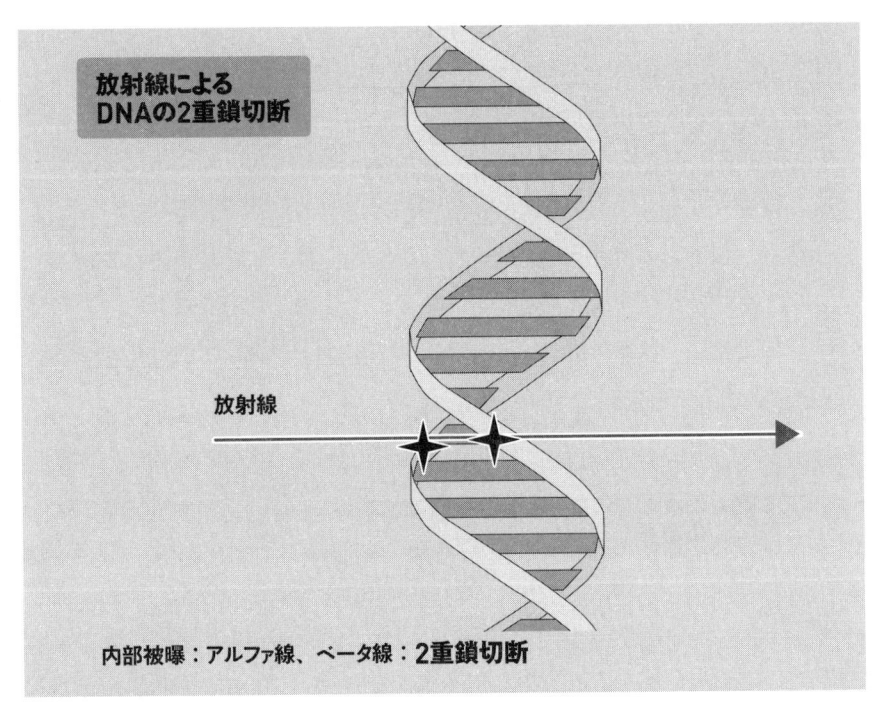

**放射線による
DNAの2重鎖切断**

放射線

内部被曝：アルファ線、ベータ線：2重鎖切断

図6　二重鎖切断

と言われます（晩発性がん）。放射線量が低くても、DNAの変成は動植物に危害を与えます。ちなみに、従来の公衆に対する限度値1 mSvは、全身すべての細胞に100個ずつの分子切断を与える程の被曝線量で、これ自体大変危険な被曝線量です。外部被曝しか考察できないICRPモデルではすべての細胞に100個ずつという単純化と平均化を行なっていますが、内部被曝の場合は密集した分子切断を受ける部分とあまり被曝しない部分が生じます。密集した分子切断を受ける部分は大変高い健康リスクに直結します。また、変成されて不安定となったDNAが子孫に伝わることがあります。変成された遺伝子は子や孫に「変成された遺伝子の不安定さ」として受け継がれます。

② 遺伝子以外の細胞分子を切断した場合の影響

遺伝子ではなくて他の細胞分子を切断する場合も、高い健康リスクを負います。たとえば、神経線維の分子切断は信号の授受機能を破壊します。その他あらゆる生物的機能を持っている細胞の分子が切断されます。もちろん生物学的修復作用は働きますが、これらの分子切断はさまざまな健康不良状態

を招きます。

　セシウムやストロンチウムやヨウ素など、ベータ線を出す原子をふくむ放射性の埃が食べ物と一緒に体内に入った場合、放射性物質の周囲1cm程度までの距離に集中的な被曝＝「分子切断」を行ないながら食べ物と一緒に移動し、腸管から吸収されます。この際、身体の器官として腸管が集中的に被曝をうけるものですから、薄い腸壁の膜に深刻な障害を与えて下痢を引き起こします。とくにストロンチウム90はエネルギーの高いイットリウムのベータ線を伴うものですからこの作用が大きく、腸管から吸収され血液に乗って体中に運ばれる前に大きな危害を加え、そのうえ骨などに定着してさらに深刻な被害を与えるのです。これに対し、腸への障害がガンマ線により外部被曝によって行なわれたときは、ガンマ線は相互作用の小さい放射線ですので、なかなか腸壁そのものを被曝することができず、大量の被曝線量を必要とします。内部被曝の実効線量は外部被曝の600倍（ECRR）と言われる所以です。内部被曝では放射性原子の性質に応じて体の各部分に定着してしまいます。たとえば、ストロンチウムは骨を構成しているカルシウムと原子の外周を回る電子の性質が同じため、化学的に似た性質を持つものですから、骨や歯に取り入れられやすい性質をもちます。　また、いったん骨に沈着すると、ストロンチウムに限らず多くの核種がそうですが、容易に体外に排出されません。骨に沈着した核種が生物学的に排出されて半分になるまでに約50年（生物学的半減期）かかると言われています。内部被曝の深刻な健康被害のひとつです。

　さらに生命機能分子を切断した結果は、「原爆ぶらぶら病」等と呼ばれる慢性的疲労感、倦怠感、行動が長続きしない等の健康被害を与えることが知られています。

(2) 内部被曝では局所的に被曝線量が大きくなる

　内部被曝では局所的に被曝線量が大きくなる部分が危険度を表わします。
① 　放射性の埃が身体の中に入った場合
　放射性の埃（微粒子）を身体の中に入れてしまった場合は、アルファ線も、ベータ線もガンマ線も、すべての放射線が被曝に関与し、アルファ線やベータ線は密に分子切断を行ないますので、ガンマ線だけと見なせる外部被曝よ

り危険でかつ多量な被曝線量を与えます。

　加えて崩壊系列による被曝線量が重ね合わさって増加することも深刻です。内部被曝ではその原子が安定にいたるまで放射線を放射し続けます。それを崩壊系列と呼びます（崩壊系列においては系列のなかの最長半減期をもつ原子の崩壊が、その系列の実体的な半減期となります）。内部被曝では崩壊系列中のすべての放射線が被曝に関与します。たとえば、ヨウ素131の場合、ベータ線を出してキセノンに変わり、同時にガンマ線を出します。キセノンはさらにガンマ線を出して安定になります。3本の放射線が関与しヨウ素のガンマ線だけを数える外部被曝の4.5倍のエネルギーが身体に吸収され分子切断を行ないます。また、体の中にある放射性の埃の周りには密集した分子切断の領域が実現し、放射性の埃が体の中にある限りその被曝状態が継続します。これは放射性原子が一個一個で存在する自然放射能物質による被曝と、原子が集合体を形成する人工放射能物質による被曝実態の大きな違いです。外部被曝より内部被曝がより危険な被曝形態です。

② 現象論から本質論へ

　従来は「確定的影響」や「確率的影響」という言葉で、急性症状と晩発性症状が区別されてきました。今現われるから確定的、今現われないから確率的、というものでしょうが、確定的影響でも純然として確率的な現われ方をします。「放射線の影響がどのように現われるか」は、放射線の基本作用と生命体の反応の仕方を分析すると、明瞭に2つに分かれます。それが「破壊される」影響と「生き延びることによる」影響に分かれます。

　ニュートンによる力学の確立までは「ものが動くことは力が働く証拠である」、あるいは「天動説」が唱えられていました。ニュートンが物体の「位置と時間」の関係ではなく「速度の変化と力」の関係によって法則を解明しました。今、放射線科学は次の「3」で解明するように「内部被曝」を隠してその分野の被害を「認めない」実践活動をしてきました。ひとつの重要な分野を考察対象から排除して、まともな科学が行なえるはずがありません。現行のICRPを世界観とする放射線「科学」分野は、現象論さえまともに展開することが適っていません。政治的支配からの脱却と分子生物学等の具体的科学で本質論が展開できる科学としての確立が求められています。

3. 放射線被害の隠ぺいとICRP

(1) アメリカ政府による内部被曝の隠ぺいと「福島」への影響

　原爆投下後にアメリカ政府により、「被爆地に放射性の埃は無かった」と事実と違う虚偽の処理をされました。内部被曝が隠され膨大な被害者が切り捨てられたわけです

　アメリカの解禁文書によれば、アメリカは「核兵器は通常兵器と同じ。放射線で長期にわたり命を脅かすことは無い」という核兵器の虚像を描くために、内部被曝を隠ぺいする（被爆地から放射性の埃が無いことにし、内部被曝を「生じようがないもの」にしました）という核戦略が強行されました。原爆投下後、日本を占領していた時代に被ばくの実態を歪め、アメリカ国内委員会である防護委員会を国際組織の国際放射線防護委員会（ICRP）の構成に利用し、「内部被曝委員会」を活動停止させてICRPの被曝基準を設定しました。「科学者」を動員して「科学的粉飾」を行なわせたのです。その

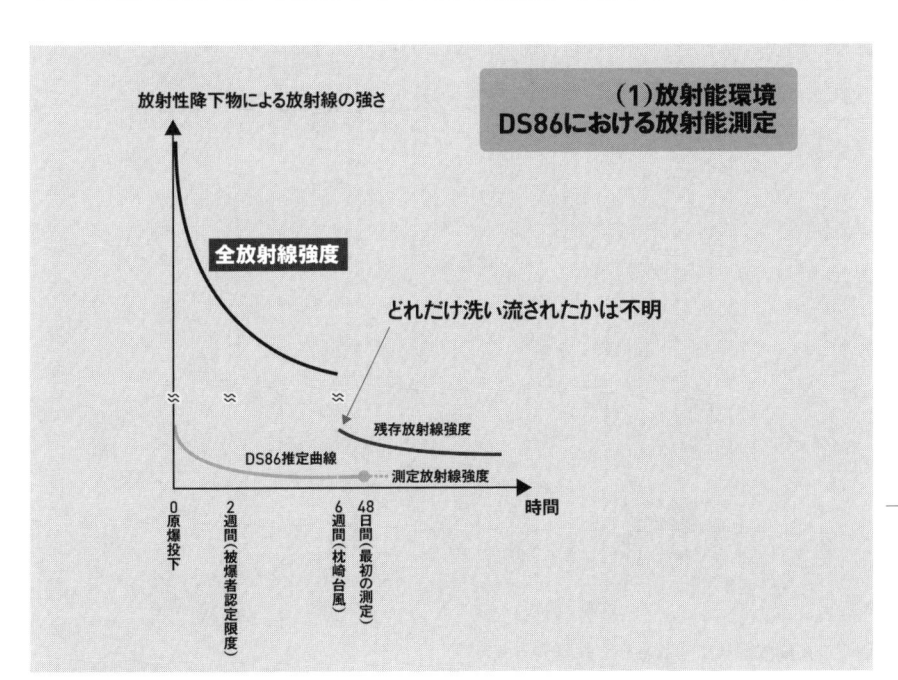

(1) 放射能環境 DS86における放射能測定

図7「放射能の埃は無かった」

内容は、①放射性降下物は無かった、②初期放射線だけが被爆者（市民）を被曝させた、③被曝線量評価の物差しである ICRP 規準から内部被曝を見えなくさせたという３つの巨大な科学操作をしました。

　放射性降下物を無くした方法は、枕崎台風を利用したことです。広島では、床上１ｍの大洪水の後に、長崎では 1300 mm の豪雨の後に、アメリカは大挙して「科学者」に測定させ、かろうじて残存していた埃の放射線強度を用いて「始めから放射性の埃はこれだけしか無かった」(DS86) としました（図7）。放射性の降下物が無かったとした結果を受けて、放射線は初期放射線しか無かったとし、爆心地より２km 以遠の人びとは放射線を浴びていなかったこと（非被爆者）にしました（図8）。原爆傷害調査研究所（ABCC）は被爆者の傷害から内部被曝を排除して統計処理をしました。しかし、ABCC や放射線影響研究所（放影研）が被曝していないとした２km 以遠の人びとは、全国の統計に比してずいぶん高い死亡率や発病率であることが見つかっています（ドイツの女性科学者ホイエルハーケの研究）。

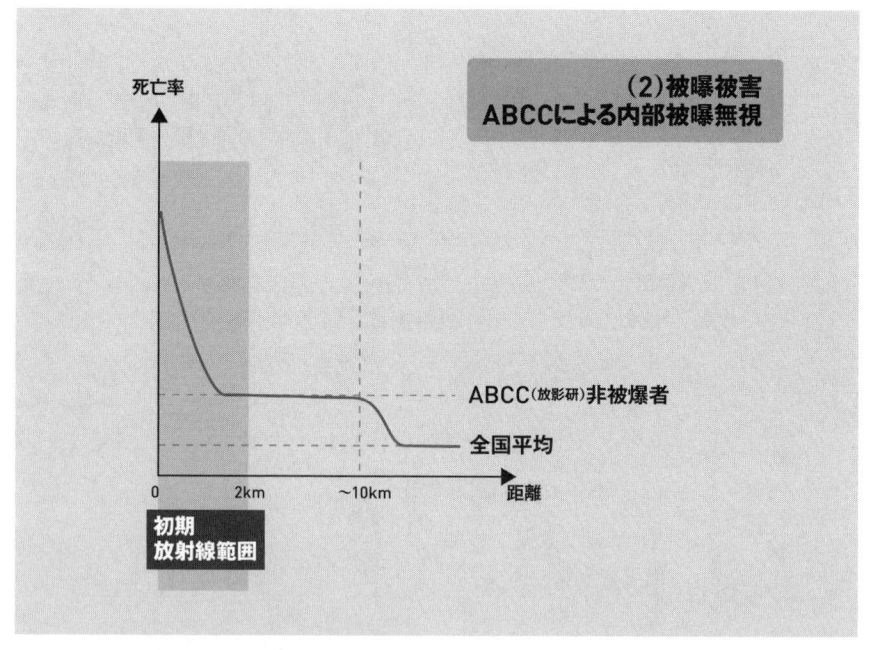

図8　初期放射線による被曝しか無かった

アメリカの内部被曝隠ぺいの意図は、日本政府により「被爆者認定基準」に集約されました。内部被曝を欠損させた基準を作成したのです。「被爆者認定基準」は本当の被曝の実相を反映していません。多くの疾病に苦しむ被爆者は「あなたは放射線には被曝していません」と切り捨てられ続けました。原爆症認定集団訴訟ではすべての判決で、内部被曝が認められましたが、ICRPに従う国や多くの機関や科学者はこの結果を受け入れていないのが日本の悲劇です。現に進行している福島原発による被曝の見方は大きく歪められています。被爆者が味わった苦しみを「福島」で再現すべきではありません。

(2) ICRPの基準は内部被曝無視と功利主義

① 内部被曝を見えなくする

これまで述べてきたように、ICRP基準は内部被曝が見えなくされている基準です。ICRP規準の特徴を図9に示しました。
評価の方法は、単位質量当たりに吸収されたエネルギーと定義することから始まります。そして、分子切断等に費やされた吸収エネルギーを臓器全体の平均として求めることが、内部被曝を隠すために決定的となる方法です。これにより内部被曝の危険性が排除されています。

ICRPの被曝線量の定義は次のように記述されています。「吸収線量はある一点で規定することができる言い方で定義されているが、しかし、この報告書では特に断らない限り、ひとつの組織・臓器内の平均線量を意味する」（1990年ICRP勧告第2章）。分子切断の結果、つなぎ間違える確率は細胞レベルを基本単位とした評価基準を取らないと（1点で規定しないと）決して見つけることはできません。分子切断の実態は臓器ごとの平均化単純化を行なってしまったあとでは決して評価することはできないのです。この定義では内部被曝の切り捨てを宣言しているのですが、この定義が、「分子切断の結果、異常な結合を果たして晩発性の健康被害を生みだす『異常再結合をして生き延びる生命活動による危険』を決定的に無視できる仕組みとなり、具体的な被曝の様相を無視する」ことの中心的手段となったのです。

すなわち「具体性の捨象」が、内部被曝を切り捨てる決定的"悪行"の武器になっています。これがまさに「科学の本質を奪う」ことに作用を及ぼしているのです。科学することは具体的に物を見ることです。対象を具体的に

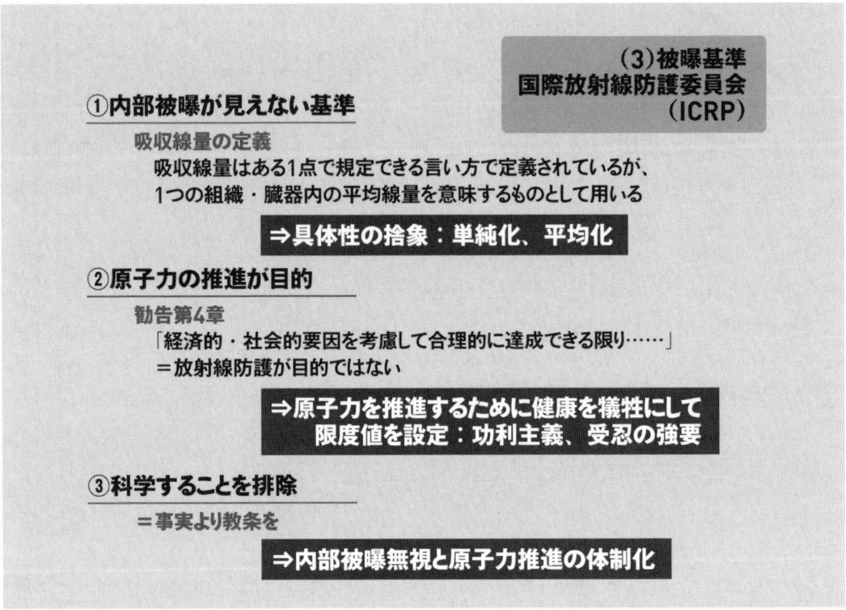

(3)被曝基準 国際放射線防護委員会（ICRP）

①内部被曝が見えない基準

吸収線量の定義
　吸収線量はある1点で規定できる言い方で定義されているが、1つの組織・臓器内の平均線量を意味するものとして用いる

⇒具体性の捨象：単純化、平均化

②原子力の推進が目的

勧告第4章
　「経済的・社会的要因を考慮して合理的に達成できる限り……」
　＝放射線防護が目的ではない

⇒原子力を推進するために健康を犠牲にして限度値を設定：功利主義、受忍の強要

③科学することを排除

　＝事実より教条を

⇒内部被曝無視と原子力推進の体制化

図9　ICRPの特徴

放射線降下物による内部被曝（発ガン、異常出産、免疫力低下等）を考慮した死者数（1945～89年）

影響	ICRP 線量 mSv	ICRP 死者数	ECRR 線量 mSv	ECRR 死者数
ガン死	4,464	1,116,000	104	52,000,000
小児死亡	1	0	24	857,000
生活の質喪失	4,464	0	104	10%
初期胎児死亡＋死産	1	0	24	1,660,000
総計		1,116,000		54,517,000

表1　放射線で命を落とした人数（全世界）

個々に見ることなしには被曝を研究することは決してできません。にもかかわらず、具体性を一切捨て去って、単純化平均化をしている「ICRP被曝の尺度」を用いることによって、被曝を研究すべき科学者が科学することから遠ざけられたのです。

②　放射線による犠牲者数

　欧州放射線リスク委員会（ECRR）は1945年から1989年までに世界で放射線により命を失った人の数を5500万人と推定しています。しかし、ICRP基準で試算すると112万人です。

この違いは内部被曝を勘定に入れるか入れないかの違いです。この評価結果を表1にまとめました（ECRR）。日本の深刻な状況は、ICRPをたてまえとする日本の人たちの多くがこの食い違いをまじめに検討しようとせず、無視していることです。ECRRの方法が荒っぽい云々という評価もあります。ECRRは内部被曝を考慮しているので、より本質的だという見方もあります。それらは科学的に検討することで、被曝を本当にありのままに見る科学へと昇華させることができるのです。客観的な被曝評価基準の確率が急がれます。

③ ICRP基準は人命を守るものではない

さらにICRP基準の考え方は、「人に対する健康と、経済的・社会的要因（原子力発電による発電の利益等）の両立を考えて限度値が設定」されることを建前としています。しかし実際は原子力発電の都合を優先しており、人間の健康が第一に考えられているものではありません（1990年ICRP勧告第4章、功利主義、図9）。放射線による犠牲の受忍を強いているものです。

ICRPの基準はもともと原子力発電推進上の都合と人の健康を天秤に掛けたものなのです。年間1 mSvから20 mSvまで公衆の被曝限度を上げることは、住民の健康を犠牲にして原子炉の破綻処理の都合を優先したもので、主権在民の原理から許されるものではありません。具体的な被曝回避措置を行なわずに、被曝限度値をあげるだけの行政は「民を打ち捨てている」ものです。

ICRPでさえ、リスクは線量が低くても存在する、と言っているにもかかわらず、政府はICRPをさらに悪用して、「限度値以下ならば安全です」という宣伝さえしています。「ただちに健康への被害はありません」とあたかも「安全である」かの（ような）宣伝をさせるのは住民の健康を守るべき政府の行なうことではありません。晩発性の被害を加速させるものです。

④ ICRP体制は現実の犠牲者を放射線被害から切り離してきた

現実をありのままに直視しチェルノブイリ後の健康被害を科学的に研究しようとしている多くの研究者がいますが、チェルノブイリの被害が無いかあるいは極めて少なく見せようとする動きがいまだ主流を占めています。

チェルノブリ以降、周辺で健康被害が報道されるたびに、原子力機関（IAEA）や世界保健機構（WHO）といったICRPを推進する国際機関は「放射線起因だとは認められない」と即座に切り捨ててきました。その典型的な

現われはIAEAの依頼を受けた国際諮問委員会が「チェルノブイリ事故に関する放射線影響と防護措置に関する報告」です。そこでは次のように書かれています。「住民は放射線が原因と認められるような障害を受けていない。今後も現れないであろう。最も悪いのは放射能を怖がる精神的ストレスである」。

委員長は当時放射線影響研究所（放影研）理事長を務めていた重松逸造氏、DS86の監修責任者、ICRP委員、日本アイソトープ会長などを歴任した「専門家」です。彼と政府を支える学者ICRP論者さんたちは、ICRP設立の目的そのものを忠実にチェルノブイリの評価において実践しました。疾病を精神的ストレスのせいにするのは長崎の「被爆体験者」の扱いと同様です。精神神経科の病院に通院しないと健康手帳を給付しないのです。ガンや体調不良が「放射能を恐れる精神的ストレス」によるとされるのです。何と恐るべき人権感覚でしょう。

IAEAやWHO等も公式記録としてのチェルノブイリの被害を、ごく狭い周辺だけに限定しようとし、被害も甲状腺疾患と少数のがんだけに限定しようと懸命です。今日、国側のICRP論者たちはそれをさらに歪めて、「多くの研究者がチェルノブイリに赴き、必死で探索したが疾病は見つからなかった」と発言しています。また、原爆症認定訴訟の結果を無視し続けます。

「100 mSv以下のデータが無い」等というのは、ICRP論者がそれらの犠牲者を切り捨て、公式記録から排除した結果でしかありません。科学が具体的で誠実であるとき初めて命を救う力になることができます。誠実な科学が求められるにもかかわらず、政府を支える学者ICRP論者たちのやっていることは、アメリカの核戦略をひたすら支えて、核の犠牲者を隠匿する役割を今もなお果たすことになっているのです。

ECRRは、チェルノブイリの影響を世界中で疫学調査をした結果、平均値として「内部被曝の実効線量は外部被曝の600倍」としています。内部被曝の特性を考慮すると妥当な大きさです。このSv単位の数値を10分の1にすればこれがリスク係数です。内部被曝を切り捨てる政府を支える学者ICRP論者が外部被曝の3％等と言っているのはとんでもない過小評価です。ECRRの研究結果は少なくとも参考として検討すべきです。

4. 現に進行している被曝の回避に全力を
　―日本を被曝地獄にしてはならない

　汚染された土地での生産物は「検査せずに売るな、食べるな」を原則とすべきです。太平洋側での海産物も同様です。
住民の被曝回避の措置こそ、ただちに実施すべきことなのです。

(1)政府の限度値は棄民
　　―命を守るものではなく食べさせるため

　日本政府が設定している暫定限度値（水など200 Bq/kg、その他500 Bq/kg）は諸外国と比較しても非常に大きな値です。政府が政府を支える学者を動員して、「限度値以下は安心して食べなさい」と大宣伝していることが、汚染や内部被曝を許す根源です。政府の「限度値以下なら安全政策：国民皆被曝政策」をこのまま許せば、日本人全体の被曝は加速度的に進みます。
　政府の巨大な限度値は「統治」のための値で、国民の内部被曝を軽減するための値ではありません。内部被曝を無視してきた人たちが「100 mSv 以下のデータはありません」と言って被害者を切り捨ててきた土台の上に、「国民は黙って言うとおりに内部被曝していなさい」という棄民政策なのです。いままでの「切り捨て」が今度は東電と政府の都合だけのために動いています。
　「事故直後は高い限度値で当たり前、やがて減少させていく」は、国民の健康を犠牲にして、大企業と国の責任を逃れるための「統治」のための棄民です。汚染が高い時ほど国民の被曝を積極的に防護するのが国の責任です。電力等の大企業の都合を人命より優先させてはなりません。
　特に主食の限度値は減少させるべきです。主食のパン等はチェルノブイリ周辺の諸国でも少ない汚染度に限定されています。ウクライナでは20 Bq/kgです。ドイツは8 Bq/kgで、子どもに対しては4 Bq/kgです。即刻国はこの程度まで減少させるべきです。今すぐ消費者と生産者は自主的に実施すべきです。
　① すべての食糧産地に測定器を完備させる必要があります。汚染地域・海域での農産物・海産物は、放射能測定をしなければ売ってはいけない。さもなくば、獲らない、売らない、食べない。東電に測定器を購入させるべき

です。

　② 政府は生産者補償を行なうとともに、汚染ゼロの食品を国民に提供せよ。

　③ 政府の限度値の50分の1程度以下を国民の命を守るうえでの限度値として、それ以上の汚染食品は市場に出さない、食べない、ことを生産者と消費者が一体となって実現しましょう。それ以上の汚染生産物は東電に買い取らせる。生産者の尊厳・全市民の命を守りましょう。

　④ 汚染の無い（少ない）日本の地で、休耕田等を利用して、食糧大増産を行なう計画を立て、移住等との関係もふまえて集中的に取り組むべきです。汚染地域の農家に全面協力をお願いするものです。さもないと周辺諸国に大迷惑をかけてしまいます。お金の問題ではありません。いくらお金がかかろうと、汚染地域の住民の命を守り、日本国民を守るために実施すべきです。大量の汚染作物が出回らないうちに根本的な対策が必要です。生産者も消費者も共に被害者です。共に住民の内部被曝を避ける政治と生活を実現するために手を携えましょう。

(2) 政府は汚染処理を住民の命の保護との関わりで論ぜよ

　年間1mSvの限度値以上の汚染地での学童の疎開を即刻手配すること。住民に一時的にも移住の保証をすること。そのうえで居住可能な汚染度の土地には徹底した除染をプロの手で行なうこと。すべてに人命尊重の観点を徹底させることです。汚染度を考察しないで、除染を「人を住まわせ続ける口実」にしてはなりません。

　放射能汚染された土砂や、草木の捨て場を自治体ごとに、都道府県ごとに即刻定めること。汚染された汚泥等の再利用は絶対にさせず、すべて放射の汚染物集積場に廃棄すること。これをしないと、汚染汚泥等が2次的に被曝を進める「重積的被曝構造」が進みます。汚染物質の再利用は一切禁止する必要があります。今、住民を被曝から守ることが、やがて生じる巨大な健康被害、莫大な医療費等を軽減し混乱を回避することにつながります。とにかく、放射能汚染処理の責任を東電に果たさせることを基本として、安易に市民から収めた税金で実施させないようにしましょう。

(3) 住民、特に幼児、学童、妊婦、病人等の「被曝弱者」の被曝を最小限にする施策

　1 mSv/ 年の通常の基準値が仮にも与えられているならば、仮にも子どもは年間 1 mSv 以下と約束したのならば、政府は誠実に実施すべきです。この値以下に住民の被曝を押さえる措置を全力で実施すべきです。疎開の実施を含めて、住民の被曝回避、とくに被曝弱者の被曝回避にはあらゆる知恵を集中すべきです。「限度値を 20 mSv にする」として、住民が被曝を増加させるのを政府が強要するようなことは「主権在民」の原理に反します。政府には住民の被曝回避こそ責任があり、国民の健康を打ち捨てることは許されません。高い汚染地では住民を積極的に避難させるべきであり、避難している人たちに即刻の援助を差しのべるべきです。特に若いお母さんが子どもの被曝を防ぐために血のにじむ思いで日々を暮らしています。このようなお母さんたちの努力があり、日本の子どもたちが未だ守られているのです。政府は爆発直後、安定ヨウ素剤を保有しているにもかかわらず、投与する措置を取らずに住民を見捨てました。若い母親たちは当然国が行なうべきことを自らの負担として実施しているのです。政府は決して国民を見捨ててはなりません。
　未だ日本に安全なところがある以上、子どもたちの教育は、安全な場所で行なうために政府は最善の努力をすべきです。

(4) 短期的・長期的視点での避難と除染

　まず現在の汚染度が居住を許すものであるかどうか、「命を守れる基準値」に基づいて判断すべきです。避難か除染かの区別がまず大事です。1 mSv/年以上ならば、避難を国として考慮すべきです。以下ならば、生活と生産の場の除染を最優先させるべきです。何も手を加えなければ、半永久的に住民を被曝させ、汚染した作物を生産し続けます。汚染の強いのを除染でごまかすことは誤りです。東電・政府の責任で汚染のない国土の再現を果たさせなければなりません。何百年と培ってきた微生物と小動物の生態系が破壊されないよう、両者を維持できるような方法を考えるべきです。短期的な観点と長期的視点が必要です。

(5) 長期にわたる健康診断

今後長期にわたって、住民の健康を管理するきめ細かい健康診断制度が必要です。

(6) 医療補償制度の確立

健康被害あるいは晩発性がん等による犠牲者が出た場合に備え、医療的な無料補償制度を確立する必要があります。今具体的に被曝を防護する施策を行なうことは、将来必要となるであろう医療費を抜本的に軽減するものです。進行しつつある被曝を、今軽減させることが求められています。

《寄稿》

放射線低線量被曝と内部被曝について
―ECRRの基本的観点

吉木　健 (よしき・けん)
ISO・JIS 専門委員

はじめに

　2011年3月11日の東日本における大地震と巨大津波が引き金となって起こった福島第一原発の過酷事故は、チェルノブイリ原発事故と同等のレベル7の大事故となり、1945年の広島・長崎原爆投下による被爆者と同じ多くの被曝者をつくりだした。福島第一原発の事故による放射能放出で、今のところ急性の高線量被曝による死者は出ていないものの、被害区域は広範囲で、被害の程度は同心円とはならずに福島県の事故発生場所から北西に長く高濃度に汚染された。そのなかでも、局地的に濃度が高いホットスポットが発生している。

　これらの場所は低線量の放射線の被曝地であり、そこに居住するか滞在すれば低線量の被曝者となる。政府や東電は「ただちに健康に影響はない」というが、今後、がんなどの晩発性の疾病を起こすリスクを抱えることには口をつぐむ。40歳以上の成人のリスクは低いかもしれないが、細胞分裂の激しい幼児や子どもたちのリスクは高い。

　放射線による被曝は、外部被曝と内部被曝に分けられる。これらの被曝程度の判断となる「基準値」は重要で、国は、国際放射線防護委員会（ICRP）が勧告する「基準値」に依拠した基準を設定しているが、その「基準値」に正当性があるかどうかにかんしては問うていない。本論は、ICRPの「基準値」を批判する欧州放射線リスク委員会（ECRR）の見解を考察することによって、低線量被曝と内部被曝にかんする「基準値」の問題を取り上げるものである。

1. ICRPの「基準値」の歴史的変遷

　ICRPは非政府系組織であるにもかかわらず、放射線汚染を考えるさいに、

多くの国がICRPの「基準値」に依拠していることもあって、放射線の「基準値」を考えるさいの国際的な「権威」となっている。1956年に、国連科学委員会（UNSCEAR）が医療における放射線被曝問題でICRPに報告書作成を依頼したことから始まり、ICRPは、世界保健機構（WHO）や国際原子力機関（IAEA）とも密接な協力関係を築いてきた。

だが、ICRPの成立の歴史は、アメリカの原爆や原発の開発までさかのぼる。ICRPが成立してきた経緯については、中川保雄『放射線被曝の歴史』（増補版、明石書店、2011年）が詳述しているので、そちらを参照していただきたいが、基本的には、ICRPは、原発のもつベネフィット（利益）のためには、多少の被曝は許容せざるをえないとみなして、どの程度までなら被曝が許容されるのかという功利主義的観点から、「基準値」問題を扱っている。このような歴史をもつICRPの勧告の放射線被曝基準は、原子力推進を妨げぬ範囲で決められてきている。

ICRPの歴史は、放射線防護の勧告の基準が頻繁かつ大きな変遷をとげてきた歴史でもあった。アメリカでは、原子力にかかわる労働者の基準は、1934年の年間500 mSvから、放射線被曝が遺伝的影響をひき起こすという遺伝学者の批判を受けて一時50mSvに下げられたが、1941年には500 mSvに戻された。ICRPの1950年の勧告では年間150 mSvとされたが、その後50 mSvにひき下げられた。現在のICRPの基準は、緊急時を除いて1990年勧告にしたがっているが、1990年勧告は、職業人は、「実効線量当量」で規制機関が定める5年平均20 mSv、または1年最大50 mSvという「二重基準」が採用されている。福島第一原発の事故の現実にも現われているように、この「二重基準」では高い被曝を受けて数年かぎりでやめていく下請け労働者には、ほとんど意味をなさない基準である。

公衆に対する基準は、職業人に遅れて1954年に「許容線量」として年間5 mSvが勧告されたが、1990年勧告では、「実効線量当量」で年間1 mSv、または特別な状況では5 mSvも許容されるが、5年平均で1 mSvを超えないという「二重基準」が採用された。

ICRPの「基準値」のひき下げはつねに原爆投下やビキニ環礁における水爆実験、原発の過酷事故などによる被曝者の犠牲のうえで行なわれてきた。しかも、ひき下げは「耐容線量」から「許容線量」への変更や、「等価線量」

「実効線量」「実効線量当量」＊や「二重基準」の導入など、基準を複雑化させて実質的にはひき上げをめるようなごまかしを伴ってきたのが実態である。ICRPの「基準値」は、このような用語や概念の歴史をたどればけっして正当化できるものではなく、その歴史は、放射線被曝を過小評価し続けてきた歴史でもあった（詳しくは、拙稿「『基準値』の正当性を問う」『季論21』第15号、2012年冬参照）。

＊「等価線量」は、「線量当量」に放射線の種類毎に定めた放射線荷重係数を掛けて算出される。「実効線量」は、影響を受ける体の部位ごとの乗数を掛けて算出される。「実効線量当量」は、体の各部分の被曝を総合的に表すために、各臓器に、合わせると1になる「臓器加重係数」を割り振り、各臓器の被曝線量に加重係数を掛けて、さらにそれらすべて加算したもので不均一や部分的な被曝を、全身均等換算にした被曝線量といってよい。いずれも単位はシーベルト。

2. ECRRの誕生と「基準値」の考え方

(1) ECRRの勧告と基準

　ECRRは、欧州議会内の緑グループによって開催されたブリュッセルの会議における議決に則って、1997年に設立された市民組織である。ECRRは、低線量被曝や内部被曝を軽視し、10万人に5.5人程度のガンによる死亡ならば許容されるとみなすICRPの功利主義的観点を批判して、「すべての者は、生命、自由および身体の安全についての権利を有する」という「国連人権宣言」の第3条や、科学的データの細部に不確かさが残るとしても、「深刻なまたは不可逆的な被害の恐れがある場合」には予防的対策をとらなければならないという予防原則にしたがって、人間の健康を守るという観点から、低線量被曝や内部被曝の問題を重視する。

　ECRRは、検討課題として、①放射線被曝がもたらすリスクの全体について、独立に評価すること、②放射線被曝がもたらす損害についての、最良の科学的予測モデルを開発すること、③科学的知識の現状や生きた経験、予防原則に基づいて、政策的勧告の基礎を形成する倫理学的分析と哲学的枠組みを生み出すこと、④リスクと損害のモデルを示すことをあげている。そのために、ICRPや国連科学委員会、欧州委員会、またEU加盟国のリスク評価機関から独立性を保たなければならないと自己規定している。

　ECRRは、2003年に、勧告「放射線防護のための低線量電離放射線被曝

の健康影響――規制当局者のために」を出したが、ECRR のリスクモデルをより精緻化した改訂版を 2010 年に出している。2010 年勧告では、公衆の構成員の被曝限度を 0.1 mSv 以下にひき下げること、職業人の被曝限度を 2 mSv にひき下げることを勧告している。

(2) ECRRによる放射線被曝の考察

2010 年の勧告では、最初に放射線被曝を概観している。これは、変数として被曝の場所（外部被曝と内部被曝）、被曝時間（急性と晩発性＝長期または慢性とも称される）、被曝線量（高線量と低線量）をとり、その対応可能性を論じている。それらの変数を整理して、適用できる範囲を薄墨枠内で示したのが表 1 で、白地の箇所は該当する事例がないため適用がないと考えられる（筆者作成）。この表によって ECRR の提示する対応範囲が一覧できる。

	外部被曝				内部被曝 (4)			
	急性 (1)		晩発性 (3)		晩発性		長期 (4)	
	低線量	高線量 (1)	低線量 (3)	高線量	低線量	高線量	低線量 (4)	高線量
物理的モデル／ICRP	低線量	高線量 (1)	低線量 (3)	高線量	低線量	高線量	低線量 (4)	高線量
生物学的モデル／ECRR	低線量	高線量 (2)	低線量 (3)	高線量	低線量	高線量	低線量 (4)	高線量

表 1　放射線被曝の変数とその対応性（ECRR の考察）

（1）は、外部被曝・急性で、高線量の広島・長崎の市民のがんや白血病の発生率の決定にかかわり、すぐに影響が現われやすく、確定的被曝であり、その後のリスクは低い。ICRP および ECRR の両モデルで、基本的に容認される。

（2）は、（1）と同じく外部被曝・急性である。核施設白血病（英・セラフィールド）、チェルノブイリの子どもたち（甲状腺がん）、イラクの子どもたち（劣化ウラン弾）の場合、甲状腺がんなどが増大しており、ICRP モデルでは対応できない。ECRR のモデルは、急性、高線量および低線量に対応でき、また晩発性では、低線量に対応できる。

(3) は、外部被曝・晩発性の場合で、低線量の線形応答を仮定して疫学的又は理論的正当性を示す科学的方法の適切な使用がなされているとは考えられず、細胞と生体レベルで低線量被曝への応答の複雑な様相が見落とされているので、厳密には適用できないが、ECRR モデルでは、誤差は 1 ケタを超えないと考えられている。

　(4) は、内部被曝で、線形応答は極めて複雑なために、低線量では ICRP モデルが対応できず、ECRR モデルが対応可能となる。ただし、長時間低線量の照射では、高線量瞬時ばく露より細胞膜が破壊されるとするペトカウ効果*について、ECRR は言及していない。

*カナダのアブラム・ペトカウが 1972 年に牛の脳に X 線を照射して発見した効果で、微量の放射線＝低線量で細胞膜は容易に破壊され、長時間照射で細胞膜に欠陥ができやすくなるとされる。

(3) 放射線被曝のICRPモデルとECRRモデル

　ICRP の放射線被曝を論じたモデルを、ECRR は次のようにとらえている。
・ICRP のモデルは、DNA 発見以前の伝統的な物理学に基礎をおき、物理学者により生み出され数学的、還元論的で極度に単純化されたモデルであり、被曝の記述性に優れている。
・しかし、その扱う線量は、単位質量当たりの平均エネルギーであり、すべての放射線の身体へのばく露は、外部からとし、質量 1 キログラム以上の均一な組織への被曝としている。
・この ICRP モデルは、吸引や摂取で各組織に入り高エネルギーを照射する微細な固体のホット・パーティクル（非溶解性のプルトニウムやウランの酸化物および、二次光電子効果をもつ DNA と結びついた重元素で、高い内部被曝のリスクをもたらす）に適用することはできない。
・100 mSv 以上の外部被曝では、一様な被曝であれば ICRP の放射線安全モデルは根拠があるが、外部被曝に基づく疫学調査依存の平均化の手法は、微視的なスケールでの人体の非均一被曝である内部被曝のリスク定量化では誤りを招くモデルである。

　ICRP のモデルにたいして、ECRR の提案するモデルは以下の通りである。
・ECRR のモデルは、生物学的モデルで、細胞内の空間と時間の放射線飛跡構造に従って、各々のタイプの被曝を考えたモデルである。

・ECRRのモデルは、内部被曝と外部被曝とを峻別し、外部被曝では一様な線量を与え、内部被曝では放射線源に近い細胞に多重の、あるいは連続的な飛跡で高線量を与える実態に即したモデルである。
・細胞は高線量では死滅し、低線量で突然変異を起こす。
・内部被曝線量では、ある特定の同位体の間においても区別され、さらにその同位体の原子（分子）からの放射線、またはミクロンサイズあるいはサブミクロンサイズの微粒子の形態、さらにそれら形態間の線量の配分間からも区別される。
・被曝が完全に外部被曝だけまたは完全に内部被曝だけであることは稀であり、ほとんど両者が混在しているのは明らかである。そのため、ICRPの実効線量の計算には、2つの新たな加重係数を取り入れて適用範囲を広げる必要があるとして、ECRRは、これを提案した。

3. 福島第一原発事故にたいするICRPとECRRの態度

　ICRPは、福島第一原子力発電所事故にかんして、事故の10日後の3月21日にICRPの代表と科学指揮官名で、「福島原子力発電所事故」と題した文書を発表した。

　この文書では「通常個別の国の事象へコメントすることはない」と断りながら、事故の原因の如何にかかわらず、「緊急時」の公衆の被曝を防護するために、「国家機関が最も高い計画的な被曝線量 として 20 〜 100 mSv の範囲で参考レベルを設定する」ことを勧告した。これは、ICRPの2007年勧告における「緊急時」の被曝基準に基づいている。「参考レベル」とされているのは、「緊急時」だからやむをえないという基準であって、早急にその基準よりも低減することが望ましいとされているからであり、住民の、とりわけ女性や子どもの健康を保障するものではない。そのため、政府がICRPの勧告に基づいて、年間1 〜 20 mSvを「学校の校舎・校庭等の利用判断における暫定的な目安」（2011年4月19日文科省通知）にしたときも、環境省が除染の対象地域を当初年間5 mSv以上の地域（約1800 km²）と決めたときも、福島県民の反対にあって、変更せざるをえなかったのである。他方で、ECRRも、原発事故後、「福島大惨事の健康の結末——ECRRのリ

スクモデルの初期段階の分析」(3月30日)を、科学幹事名クリス・バズビーの名で公表した。これはECRRのモデルの適用には詳細なデータが不足しているとしながらも、いくつかの仮定を置いて、3月17日から10日間、事故地からの距離およびその線量と測定の高さの関係などを経産省のデータから解析している。解析の結果と主な勧告は次のとおりである。

① 原発から半径100キロメートル以内の300万人にECRRモデルを適用すると、これらの人々がそのまま生活を1年続けるとすれば、今後10年で10万人がガンと診断され、今後50年後では約20万人のガンが新たに推定される。ただちに避難すれば、この値はかなり小さくなる。これは、ECRRモデルに基づいた予測で、チェルノブイリ事故後のスエーデンのガンのリスクの適用でも行なわれたものである。

② 半径100キロメートル圏内で北西に住む住人は、ただちに避難されるよう勧告したい。

③ データを隠ぺいしたい関係者および健康への影響を過小評価したメディアの調査に法的制裁を課す必要がある。

ECRRは、遠慮なく単刀直入に勧告をしているが、誇張ではない。アメリカが、半径80キロメートル圏内のアメリカ人にたいして、避難するように勧告したのも頷けるであろう。

おわりに

3.11の福島第一原発の事故とのかかわりで問題となっている低線量放射線被曝について、ECRRの勧告に基づいて、ICRPの放射線防護の「基準値」にかんする考え方を概括してみた。ICRPの歴史や原子力推進という立脚点からみれば、その「基準値」の科学的な正当性は疑わしい。その「基準値」はきわめて高い水準から始まり、遺伝学者のなどの外部からの批判やビキニの水爆実験による死の灰について日本から世界へ向けた抗議のアピール、スリーマイル島、チェルノブイリの原発事故による被曝問題などから、しだいにひき下げを余儀なくされた歴史をたどった。しかし、実際は、「等価線量」「実効線量」「実効線量当量」などの概念や「二重基準」の導入など、基準を複雑化させて実質的引き上げを認めてきたのである。現在は、

ICRPの勧告に依拠する長期間の低線量被曝の影響にかかわる年間20 mSvなどの基準が暫定的値とされているが、今後の進展如何では、ひき下げまたはひき上げが行なわれることもありえることであり、今後もつねに暫定基準に留まる性格を有している。
　ECRRの2010年勧告は、公衆の被曝限度を0.1 mSv以下に、職業人の被曝限度を2 mSvにひき下げることを勧告しているが、これもまたICRPの基準と同様、現在における暫定的基準であり、今後もつねに暫定的基準であり続ける。
　現在の放射線による被曝の基準は、明確に科学に裏付けされたものではない。もし「高線量放射線の瞬間放射より、低線量放射線の長時間照射が容易に細胞膜を破壊する」ペトカウ効果が認められれば、それは、科学によって裏付けされたものとして、唯一、たとえば「限りなくゼロを目指す」ことが基準となるであろう。このペトカウ効果が依然として仮説の段階にあるのであれば、科学的データの細部に不確かさが残るとしても、「深刻なまたは不可逆的な被害の恐れがある場合」のリスクを扱う予防原則を適用し、限りなくゼロを目指すことを基準とすることが意味のある勧告となる。これによって低線量放射線量の長期の内部被曝によるガンやその他の疾病のリスク、とくに子どもたちのリスクを最小限にとどめることができる。少子化をさらに進めるような基準は、ゼロにまで下げることである。放射線にたいしてきわめて弱者である子どもたちを憂慮する母親たちは、すでにこのことを先取りしている。

III 市民は考え行動する

お母さんの深刻な訴えが絶えないなかで

有馬理恵 (ありま・りえ)
「子どもと未来をつなぐ会」健康調査担当

「福島第一原発爆発後から下痢、血便が止まらない。全身検査、異常なし、原因不明。あとは心療内科へ」と言われ「死ぬんじゃないか」と塞ぎ込む思春期の子ども、幼児のお母さんの深刻な訴えが絶えない。

健康調査を始め2ヶ月間で123名の事例が届き、症状だけでも106例ある。皮膚の異常38名、咳痰が続く35名、鼻の出血34名、目の異常25名、消化器系の異常24名、熱が続く23名、下痢21名、アレルギー悪化18名、耳鼻の異常17名、口内炎16名、喉の異常16名、感染症が続く16名、倦怠感15名、頭痛10名、心臓の異常7名、血便血尿7名、おもらし膀胱の異常7名、爪の異常6名、死産流産6名、紫斑あざ5名、甲状腺の異常3名、生理不順3名、発育不順3名など、一人ひとりの具体的な症状と悩みに背筋が凍る毎日だ。

それぞれが医療機関で診察を受け「ストレス」「気にしすぎ」「首都圏で放射能の影響なんてありえない」との医師の言葉にみな愕然。

そこで「あらゆる可能性を排除せず、被ばく問題に取り組む」方針を打ち出した「全日本民医連の医師団と市民による健康懇談会」を開催。医療関係者23名、おとな98名、子ども40名が関東各地から参加し、話し合った。

市民側は、症状を書きとめ、訴え続けること。医師団側は、全国各地の民医連の病院にて健康調査、疫学調査の実施を約束。

コーディネーターを努めた小森陽一氏（東京大学大学院教授）は、この懇談会の意味を「①東日本全体に広げてゆく良い出発点になった。②話し合うことで解放され、国、自治体を変えることにつながる。③これまでの被曝者たちが生命を犠牲にして残してくれたものが、今つながっている。それを子どもたちに伝えていく必要がある。」とまとめた。

『市民と科学者の内部被曝問題研究会』。この会の結成をどんなに待ち望んでいたことか！！　期待します！！

被害者が分断され、
対立させられるなかで

石田伸子（いしだ・のぶこ）
子どもたちを放射能から守る全国ネットワーク・福島支援ワーキングチーム

　福島産食材を使う給食が心配だと語る母親は、農民に「敵は目の前にいた」と言われて大きなショックを受けていました。子どもを傍において行なわれるような町内会の除染活動に危機感を抱き「ずさんな除染に市民を巻き込まないで」と叫べば、町のために協力しないのかと非難される。避難をめぐって夫婦の関係が壊れ、夏休みだけでも子どもを保養に出したい親と部活を休みたくない子どもの間に深い溝ができる。

　放射能の中で、被害者が分断され、対立させられています。

　分断を作っているのはもはや単純な情報格差などではありません。国は安全だというが、情報隠しやチェルノブイリ事故後を知れば信じられない、しかし放射能から逃れるすべがない、であれば安全だという情報にすがらなければやり切れない——。内部被曝を軽視し、低線量なら大丈夫だとして人びとを放射能の中に置き去りにするような政策が、危ういバランスを保とうとするなけなしの努力を被害者に強いているのです。その中で、原発事故の収束宣言がされ、除染だけに解決が委ねられようとしています。

　いまなお福島県内では、低線量の放射線はむしろ体によいのだと医師が講演を続けています。病院から返された子どもの検査結果は読解不能の様式で、常に「微量なので心配ない」となっています。

　しかし、関東圏であっても、子どもの爪から放射線核種が検出され、鼻血や血便、アレルギーの悪化など、多くの母親が子どもの不調を訴えています。ほんとうに住民や子どもたちのいのちと健康を守るために、内部被曝研究会が担うであろう大きな役割に、切実な期待が集まっています。医療者とも有機的に連携しながら、データの集積と研究、情報発信、そして政策的な提言にも力を発揮してほしい。行政や教育、医療の現場にかかわる方たちにも、その成果が届いてほしい。そのためにでることをできる限り、私たちも協力して取り組んでいきたいと考えています。

川内村から避難して

市川恵子（いちかわ・けいこ）
神奈川県在住

　原子力発電所は、最高水準の科学をもってつくられ、安全で素晴らしいシステムであると教えられてきました。過疎と貧困に苦しむ地域につくられた原発は、地域の人びとに仕事を与え、勤務する人が運ぶ給料で家族が暮らし、地元に落ちるお金が生活をどんどん豊かにしてくれました。原発は電気をつくって首都圏に送るだけでなく、立地地域に幸福な暮らしを約束してくれるはずでした。

　3.11。瓦礫の山と化した原発からまき散らされた放射能は、福島を汚染し、地球全体へと広がっていきました。とまどいと混乱の中、私たちは故郷を失い、未来へ続くはずだった暮らしそのものをすべて失ってしまいました。

　安全・安心といわれた原発がこんなにも脆く、危険なものであったとは、ほとんどの人が考えたこともなかったでしょう。無邪気に科学の未来を信じていた一般人と、科学者との間には、今、深い溝が横たわっています。厳正な真理を求める科学者の議論の間も、私たちは現実生活の中で子どもを育て、料理し、生きていかなければなりません。難しいことは専門家にまかせておけばよいという時代はもう終わってしまいました。科学者も研究室の中から出て、議論の成果を一般の人びとと共有して欲しいと思います。

　これからの人類の未来は、科学による解明でしか見つけられないとも思います。「ふるさと」によせる感情が、人びとに生きる希望を与え、あしたの活力を生み出しています。私たちは立ち止まっているわけにはいかないのです。千年先、二千年先の未来に向けて、子孫のためにと行動を起こしはじめた福島の人びとを、どうか助けてください。

　原発事故以来、健康と内部被ばくに関する諸問題はすべての人びとの日常となってしまいました。これからの日本、人類の未来への希望を込めて、市民と科学者の内部被曝問題研究会（ACSIR）の設立に期待しています。

内部被曝は"政治"の領野にも属する問題である

岩上安身（いわかみ・やすみ）
IWJ（Independent Web Journal）代表、ジャーナリスト

　内部被曝は、深刻な健康被害の問題であることは当然として、同時に、"政治"の領野にも属する問題である。体外で放射線を浴びる外部被曝と区別される内部被曝は、医学的には「体内に入り込んだ放射線により、切断された分子が誤って結合し、異常に変成された遺伝子を持つ細胞が生じる事態」と説明される。内部被曝した人の中で、そうした異常変成が何十回も繰り返された結果、ガンの発生率は急速に増加する。

　しかし現行のICRP（国際放射線防護委員会）は、内部被曝を捨象し、外部被曝にのみ焦点化した基準を設けている。ICRP基準によれば、吸収被曝線量は「1つの組織・臓器内の平均線量を意味する」と規定されている。これでは、被曝による各臓器の分子切断の実態が平準化され、隠蔽されてしまうのだ。

　こうしたICRP基準は、戦後のアメリカ政府の意向に影響されている。アメリカは、国際組織であるICRPの構成員にアメリカ国内委員会である防護委員会のメンバーを送り込むとともに、内部被曝委員会を解散させた。また、広島と長崎に落とされた原爆による残留放射線がもたらした事後的な内部被曝の実態を、1946年にアメリカが原爆の被害実態を調査するために設立した機関、ABCC（原爆傷害調査研究所）および占領軍が、意図的に隠蔽してきた。にもかかわらず、日本政府は、日米安保体制のもと、この問題を、"政治的判断"によりまったく追及してこなかった。その結果、国内では多くの内部被曝被害者が生まれた。彼らは、戦後に形成された歪な日米関係の落とし子に他ならない。

　福島第一原発の事故により、私たちは再び内部被曝の問題に直面している。私たちは、広島・長崎と同じ轍を、福島において踏むべきではない。そのためにも、「内部被曝研究会」の今後の活動に期待したい。

放射能測定から明らかに
なってきたこと

岩田　渉 (いわた・わたる)
47プロジェクト代表
市民放射能測定所理事

　4月末から福島県で空間線量の測定を開始し、5月1日には子どもたちを放射能から守る福島ネットワークの方々と保育園や学校の空間線量測定を行ないました。放射能の不安を口にすることが憚られる一種異様な状態のなか、放射線防護に努めようと人びとは急速に知識を身に付けていきました。理解は内部被ばくの危険性にも徐々に及んでいきましたが、4月末、5月当時、子どもたちは地産地消の学校給食、そして一般のスーパーには福島県産、あるいは近県産の食材ばかりが棚に並んでいました。こうした防護の適わぬ事態に直面し、市民による放射能測定所の準備に取り掛かりました。

　食品汚染の測定を始めるにあたって、どのような情報提供を行なうべきかを考えていた折、検体内の放射能濃度を伝えるのみではなく、内部被ばく線量の計算方法も同時に伝えるべきではないかと、勉強を始めていました。これはクリラッドとの共同調査の折に、初期被ばくを再構築すべきであるとの提言を受けていたこととも関係しています。

　ところが、内部被ばくに関する知識を身に付けていくにつれ、果たして内部被ばくを実効線量に換算できるのかという根本的な疑問に突き当たりました。ICRP礼賛が研究者の多くにあるなか、ECRRが対立軸を引くように提案する実効線量係数は、確かにこの問いの重要性を教えてくれました。しかしやはりベータ線、アルファ線という飛程の短い放射線と至近距離にある細胞のみに及ぶ膨大なエネルギーを考えると、臓器ごとの等価線量や実効線量として、そのダメージを評価することは不可能であるという考えに至りました。そして、今もってこの考えは変わっていません。

　実態を摑むことが困難な内部被ばくの研究に挑む、研究会の方々の意欲とその試みに敬意を表するとともに、私たちが日々続ける、食品、人体内の放射能測定が、内部被ばく研究会とともに、実態を明らかにする一助となり、多くの人びとの未来に貢献することができれば幸いと存じます。

みんなで真剣に考えましょう

大石又七（おおいし・またしち）
ビキニ水爆実験被爆者、元第五福竜丸乗組員

内部被曝からいのちを守る

　ご存じない方もおられるかと思いますが、福島原発大事故は今から57年前に起きたビキニ事件の原点にさかのぼって考えなければ正しい答えは出てこないと思っています。

　誰がなぜ、この核兵器にも匹敵する危険な原発を、地震大国である日本に導入したのか。

　私はビキニ被爆者としてビキニ事件を調べているうちにいろいろなことが分かってきました。当時アメリカは占領した敗戦国の日本をどのようにして共産圏の侵攻を防ぐ強固な防波堤にしようとしていたか、残されている資料から見えてきました。

　世界各国の大半が天皇の戦争責任を主張しているなかで、連合国軍最高司令官のマッカーサー元帥は、天皇に戦争責任を負わせると日本国民はばらばらになってしまい防波堤としての役目を果たさなくなると考え、「天皇制と財閥を残し、温存させて日本をアジアの工場にする（家電や車を作らせアメリカに輸出させて引きつける）。そして多額の政治資金を提供し、反共産の保守大連合を実現させ、強力な親米政権を作り上げる、それをメディアが支える」という政治・心理作戦を行なっていたというのです。そして、そのあと原子力発電の素であるウランを提供し自由諸国の軍事ブロックを築こうとしてCIAの職員を日本に派遣し、読売という大きなメディアを目標に打診してきました。

　これを知った読売新聞社主の正力松太郎氏は、日本中が核実験反対で燃え盛っている矛先を変え、復興させるにはこれしかないと考え、自分の持つメディアをフルに利用して「原子力の平和利用」を前面に掲げ、原発導入の宣伝を大々的に行ないます。しかし、その裏で彼が描いていたことは原子力発電や原子力船「むつ」を成功させた後に総理の座を得ようとしていたというのです。

政界では中曽根康弘代議士が、青年将校などとはやされながら危険が伴う原発の調査もせずアメリカの意向に沿ってその導入の先頭に立ち、ビキニ事件の三日後に2億3500万円の原子力予算を国会で通過させます。彼の原発の中には核兵器がちらついていたのだと思います。核兵器は原子力発電から作れるからです。ここにきて、日本も核兵器を持つべきだとさかんに言っています。アメリカの思惑と日本の思惑は違うところにありましたが、導入という点では一致しました。原発を日本に導入した経緯を知れば、今起きている大事故の責任は誰にあるのか、賠償の方向性も見えてくるはずです。
　私は元第五福竜丸というマグロを捕る漁船の乗組員で、アメリカが1954年3月1日に広島型原爆の約1000倍という巨大な水爆実験をビキニ環礁で行ない、その爆発で生じた『死の灰』を大量にかぶり、そのときの灰を日本に持ち帰ったことから太平洋や大気圏が強力な放射能で汚染されていることが分かり大事件に発展していったのです。
　これがビキニ事件です。このビキニ環礁は負の遺産として2010年、世界遺産に登録されまた。
　1946年から58年にかけてアメリカ軍だけでも、このビキニとエニウェトク環礁を使って67回の大気圏核実験を行ない、合わせて100メガトンの核爆発を繰り返しました。
　水爆は巨大な爆発威力だけではありません。爆発と同時に27種類もの恐ろしい放射能を撒き散らします。この100メガトンの爆発は、なんと広島型原爆を毎日1個ずつ18年間落とし続けた量というから驚きです。それらの放射能は半減期が何十年、何百年というもので人間の骨の中に入り込み、染色体を傷つけながら体の内側から攻撃するという内部被曝を起こしていました。染色体を傷つければ死産や奇形児の原因を作りだし、子孫へと繋がっていきます。
　これが目に見えない放射能の恐ろしいところです。骨の中では造血細胞が白血球や赤血球、血小板などを作り出して人間は生きています。それらを時間をかけながら破壊し、がんなど作り出していました。
　白血病や骨肉種を起こすと恐れられたストロンチウム90（福島原発事故で250kmも離れた東京、横浜からも見つかり始めました）、甲状腺がんを起こすヨウ素131（マーシャル島民は5年から10年後にも甲状腺がんを発

病して亡くなっています)、遺伝子を狂わせるセシウム135、なかには半減期(半分になるのに)が2万4000年かかるというプルトニウム239も含まれています。見えない放射能というミクロの世界で半減期の長い放射能が食物連鎖や風などに乗って地球上を漂い、誰のどこに取り付くかは現在の医学では計り知ることはできません。

　1940年代から50年代にかけて各国の核実験が地球上のあちこちで始まりました。大量の放射能が大気圏や地球上に振りまかれています。そのことを裏付けるように60年頃から世界でがん患者が急増し、日本でも今死亡率のトップはがんです。私は、この放射能がその一因になっていると思っています。貴方もすでに被爆者になっているかもしれません。

　私たち23人の乗組員の内、半数がすでに被爆と関係あるがんなどで亡くなりました。

　私も肝臓がん、最初の子どもは死産で奇形児。私は、今も白内障、気管支炎、不整脈、肺には腫瘍を抱え、嗅覚も消え、三十数種類の薬を飲みながら命をつないでいます。

　日米政府はこの大事な事件を被爆者や被害者の頭越しに、わずか9か月で政治決着を結んで解決済みにしてしまいました。そのため私たちはその時点から被爆者ではなくなり、亡くなっても発病しても援助も治療も原爆手帳も受けていません。

　私も差別や偏見を恐れて、被爆者であることを隠し東京の人ごみに隠れていましたが、退院後に、仲間たちが1人ずつ亡くなっていき自分にも次々と不幸が襲ってきました。この恐ろしさが何事もなかったかのように忘れられていくことの悔しさが募り、当事者が声を上げなければまた必ず同じようなことが起きる、と思うようになりました。それからは放射能と内部被曝、核兵器と原発の怖さを何十年も伝え続けてきました。ビキニ事件は日米間の政治がらみのため、元漁師で洗濯屋の親父が1人で訴えてもなかなか振り向いてくれません。

　東日本大地震が2011年3月11日とうとう牙をむきました。そして恐れていた原子力発電所が大津波で破壊され、大災害のうえに放射能が襲い掛かっています。

　私は言いたいです。福島の原発とビキニ事件はこんなに大きな関わりをも

っているのに、今は誰の口からもビキニ事件という言葉が出てきません。半世紀も前に核、放射能の恐ろしさをあれほど教え警告し、平和運動の原点まで作ったのに。

　事件を隠した結果どうなりましたか。広島型原爆の数十倍の威力を持つという核弾頭が2万3000発も出来上がり、ボタン1つで相手国を攻撃できるというかたちで人類を脅かしています。

　悔しいのは、自民党政権は被った膨大なビキニ事件の被害額をわずかな見舞金に変え、国際法に違反するアメリカの太平洋汚染の核実験も容認、協力するなどと国会で発言し、それらの協力を取引材料に中曽根康弘、正力松太郎、日本テレビの重役だった柴田秀利各氏たちが水面下で原子力技術や原子炉、ウランをアメリカに要求し東海村に導入したのです。

　後にアメリカ国立公文書館からそれらの資料が出てきました。当時、原発導入には一部の科学者や平和団体の人たちが日本列島は活断層が網の目のように走っている、「危険だ、危ない」といって反対しました。それを押し切って導入したその答えが今出ているのです。

　ビキニ事件以来半世紀以上、歴代の自民党政権は核兵器と放射能の恐ろしさを隠したまま「安全だ、安心だ」といって国民に教えてきませんでした。これこそが流言飛語以上の重大な責任です。

　そのため大人になっても怖さを知らず反対もしない。目の当たりにして初めて驚き、右往左往しているのではないでしょうか。それは学者も政治家も同じで、自ら原発は安全で安心だという幻想をいつの間にか信じてしまい、この凶器を利益を追求する企業に持たせてきました。事故がおきても企業には解決させる能力も賠償の力もないことは素人にも分かっていました。

　難問の廃棄物処理方法もまだ、この重大な負の遺産を孫子に残すのです。

　ビキニ事件後に生れ、原発導入の経緯も知らない若い政治家たちが、すでに9か月も経つというのにまるで現政権の責任でもあるかのように、苦しんでいる被災者をそっちのけにして足の引っ張り合いをして国会で騒いでいます。今は野党だ保守だなどと言っている場合ではありません。目の前の難問を力を合わせて解決させ、後に言いたいことがあるなら存分に言い合えばいいのに。これから膨大な財源が必要になります。原発導入に関わってきた者たちは、原発に有利な計らいをしてその見返りに利権、政治資金や地位など、

甘い汁にたっぷりありついてきたはずです。自分たちの思い違いで大勢の人たちが今苦しんでいるのです。責任を感じるなら、溜め込んだ財産はこのさいすべて差し出し、2世や世襲も含めて苦しんでいる人たちに頭を下げて自ら仮設住宅に入り、発電所の中で陣頭指揮をとるのが筋だと思います。それでないと帳尻が合いません。太平洋戦争の指導者たちとちっとも変わっていない、これが日本人の特質なのでしょうか。

　あと1つ言いたいことがあります。アメリカ軍と軍事同盟を結び、毎年五兆円もの税金を使って人を殺すための軍事訓練を重ねている自衛隊は、日本国憲法に従って今すぐにでもやめ、災害救助隊に名前も内容も替えるべきだと思います。私は何年も前から子どもたちにこのことを言い続けてきました。東日本の災害現場がテレビで映し出されるたびに、今救助隊のヘリコプターが100機、200機現地に出動していたら多くの命が救えるのに、飢えと寒さに震えているあそこにはヘリコプターなら行ける、有事なのだ、自衛隊は何をしているのだ、とイライラしながら見ていました。核兵器を積んで他国を攻撃する最新鋭のハイテク飛行機は要らない。ミサイルやたくさんのレーダーを搭載して人を殺しに行く4000億円もするイージス艦も要りません。大災害が発生して5日後に、北沢防衛大臣が自衛隊の出動を検討していると言いました。この間にどれだけの住民が苦しみながら死んでいったか。悔しかったです。憲法9条を持つ日本が世界に貢献しなければならないのは強力な災害救助隊だと思います。毎年繰り返される災害に一刻も早く出動し、助け、喜ばれ、信頼される救助隊。これこそが核兵器や戦争を無くして平和に向かう早道で、21世紀の『人類が目指さなければならない目標』だと思います。

不確実性の霧の中で我々は
何を羅針盤にすべきか

大沼淳一（おおぬま・じゅんいち）
環境学、名古屋市民放射能測定センター運営委員

　肥大化した近代科学技術は、さまざまな局面で知の限界すなわち不確実性の霧に包まれている。すでに1972年、A. ワインバーグが、「科学によって問題提起することが出来るが、科学によって答えることが出来ない問題群からなる領域」が広がっていることを指摘している。これまで近代科学技術が成功を収めてきた定量的手法を用いた実証科学が成立しない、すなわち因果律が明確でない領域が果てしなく広がっているのである。

　今回の原発事故が示したものは、原発がまさに不確実性の塊のようなシステムであったということであった。破滅的な事故が起きた時に、原発内部で何が起きているのかが把握できない。事故から9カ月が過ぎてなお、溶融した燃料棒の塊の所在すらつかめていない。また、収束方法が用意されていない。さらに、事故の規模や損害の大きさが事前には想定できない。そして、事故がなかったとしても、死の灰の塊としての使用済み核燃料、高レベル廃棄物の処分方法が決められない。このシステムが、世界有数の地震多発地帯に54基も稼働し、地震学の知見や予知能力ははなはだ貧困というもう1つの不確実性が重なる。

　不確実領域を対象にして発達してきたリスク学は、実証科学ではない。不確実な仮定を重ねながらガン死や事故の発生確率を推定する手法であるが、はなはだ危うい。筆者は環境リスク論の危うさに気がついてからリスク学の勉強を始めたのだが、福島原発事故以後は否応なく、放射線の毒性に関するリスク評価と対面せざるをえなくなった。そして気がついたのは、先行分野である放射線リスク学の未熟さと危うさであった。

　不確実領域で、リスク評価手法は羅針盤とするべきではない。多くの人びとを悲惨な事故に巻き込み、多くの生命を確率の海に溺死させる。この手法の危険性を指摘し、安易な使用を戒める予防原則こそ今のところ唯一の指針となるものだと思う。

原水爆禁止2011年世界大会「科学者集会」の成果を広く市民に

庄司善哉(しょうじ・ぜんや)
食品微生物学

　科学者集会実行委員会の第1回は2011年3月24日に開かれ、私は委員の1人として参加した。3月11日以後のことですから、原爆と原発の同一性は委員間で確認されました。
　しかし、国際放射線防護委員会（ICRP）に追従した東京電力、政府行政機関は放射線内部被曝に関するこれまでの知見を隠ぺいしていました。呼びかけにあるように9ヶ月過ぎてもまだ、政府と東電は内部被曝の特性とその健康影響を意図的に無視し続けています。
　原水爆禁止2011年世界大会「科学者集会」（岐阜）の成果を、広く市民に訴えていくことが、今本当に大切です。

内部被曝問題を考えることの重要性

末永恵子(すえなが・けいこ)
福島県立医科大学医学部人間科学講座

　福島県知事による「安全宣言」後に放射能規制値を超えた米の報告が県内各地から出てきています。内部被曝の問題を考えることが、ますます重要になってきました。「市民と科学者の内部被曝問題研究会」のご活動に、期待いたしております。

今こそ望まれるのは、人間性を持った科学、人の痛みを感じる国家では

鈴木則雄 (すずき・のりお)
ジャーナリスト

　私たちは昨年6月に結婚し、郡山市内に居を構えました。そして待望の赤ちゃんを授かりました。しかし、妊娠に気づいたのは3月下旬のことでした。
　原発が爆発したことは知っていましたが、「ただちに健康に影響はない。落ち着いて行動するように」という言葉を信じて何の疑いも持ちませんでした。妊娠6週目から8週目にかけての胚が成長し胎児とよべるようになるとてもとても大事な時期に、放射性プルームは私たちの住む街を流れていきました。20μSV/hという観測記録が残っています。
　水も食料も不足するなか、精一杯の炊き出しの食事には、放射性物質の混入に気を配る余裕はありませんでした。
　妊娠が確定してからは、被曝を避ける生活に徹し、8月には北海道に移住しました。
　10月初旬に予定日より1ヶ月も早く生まれた息子は心室中隔欠損（VSD）でした。VSD発生の原因は不明だそうですが、不明であるならば、「放射線の影響が原因ではない」とどうして断定できるのでしょうか？　チェルノブイリやヒロシマ、ナガサキの資料を精査すれば一目瞭然であるのに、なぜフクシマでは事象が発生するまで手を拱いているのでしょうか？　発生したサンプルデータを集めるよりも、発生させないように、今も福島で子どもをもうけようとしている人たちに注意を喚起することが先ではないでしょうか？
　また、VSDのような原因不明の病気への追究がなされていないということも怪訝に感じました。両親に医療被曝はなかったか？　電磁波の多い環境ではないか？　嗜好品は何か？　などの調査はどの機関もしていません。
　憲法に保障されている基本的人権を守るために、一刻も早く防疫体制のような防被曝体制を敷くべきであると訴えます。
　今こそ望まれるのは、人間性を持った科学であり、人の痛みを感じる国家ではないでしょうか？

チェルノブイリを
くりかえさないために

隅田聡一郎 (すみだ・そういちろう)
NPO法人セイピースプロジェクト代表

内部被曝からいのちを守る

　私たちはいま、原発の安全神話に続き、「低線量被ばくは安全である」という新たな安全神話に直面しています。日本政府や「専門家」は、「低線量被ばくによる健康影響に関しては、疫学データが統計学的有意を示していない」と主張し、「100ミリシーベルト以下は安全」と断言しています。

　低線量被ばくの疫学データは、統計学的に有意ではないからといって、健康影響がないとはいえません。チェルノブイリ事故後、WHOやIAEAなどの国際機関によって健康被害調査が開始されましたが、放射線被ばくによる健康障害を「精神的ストレス」によるものと断定し、「どれほど大規模に詳細な疫学調査を長期間行なっても自然発生のがんや遺伝的影響と区別できるような増加は将来も観察できない」とされ、「小児甲状腺がん」でさえもその増加が認められたのは10年後でした。福島原発事故後は、こうした国際機関による見せかけのリスク評価と恣意的な疫学調査を二度と繰り返させてはなりません。

　チェルノブイリ事故の被害調査によって無視されてきたベラルーシやウクライナの疫学調査では、低線量被ばくによる健康障害（甲状腺がん以外のがんとその他の晩発障害）が多数報告され、それらは、ニューヨーク科学アカデミーや核戦争防止国際医師会議、欧州放射線リスク委員会によって集約されています。また、チェルノブイリ地域では「避難権」の設定はもちろん、汚染地域に定住を余儀なくされている住民に対して「社会経済的特権」が与えられました（住居・土地などの生産手段等に関する損害賠償、サナトリウム無償治療、毎年の健康検査、医薬品の無償提供など多くの非金銭的援助）。

　日本においても、ヒバクシャが原爆症認定を求めて厚労省と闘うなかで、内部被曝について研究を蓄積してきた歴史があります。今こそ、「社会権」「生存権」を獲得するために、「予防原則」の立場にたった被ばく低減化措置が求められています。

人間を守るための科学を

高橋博子 (たかはし・ひろこ)
歴史学

　広島・長崎への原爆投下、また核実験の人体への影響について、米政府は残留放射線および内部被曝の影響を軽視、もしくは否定する公式見解をとってきました。今現在「国際的」「科学的」とされる被曝基準そのものは、この公式見解に基づいて作られてます。決して被災した側の視点に立って作られたわけではなく、核兵器の非人道性をかくすためにつくられたものです。
　内部被曝問題を考えた時、今現在起こっている事態はあまりにも深刻です。
　人間への被曝を軽視した「科学」ではなく、人間を守るための科学をともにつくりましょう。

予防原則に則り低線量内部被曝の危険性を考慮した対策が必要

生井兵治 (なまい・ひょうじ)
遺伝・育種学

　1960〜70年代の植物遺伝学では、どんなに低線量の放射線でも被曝線量に応じて突然変異が起きることや、植物が空中から取り込む放射性物質による低線量内部被曝でも被曝線量に応じて突然変異が起きることは、ムラサキツユクサ等の研究成果によって、すでに常識でした。人間以外の生物では、被曝世代の後代に明確な遺伝的影響が現われることは周知の事実ですから、人間では疫学的なデータが少なくても、予防原則に則り低線量内部被曝の危険性を考慮した対策が必要です。そもそも、生物統計学的にみれば、広島・長崎の被爆者の子孫に明確な遺伝的影響が見られないとする結論は、調査数が著しく少なすぎるなど不備だらけであり、まったく非科学的な結論です。

数十年にわたって被曝者を苦しめる内部被曝

中須賀徳行(なかすか・のりゆき)
化学

　核兵器の初期放射線による外部被曝の恐ろしさは今さら言うまでもありませんが、呼吸や食物摂取を通じて体内に放射性物質が入ることによる内部被曝も、「ただちに健康に影響を与えるものではない」としても、チェルノブイリなどでの結果を見ると、これから数十年にわたって被曝地の方々を苦しめるのではないかと心配です。とくに乳幼児をはじめとする児童への悪影響は深刻です。市民と科学者が協力して、内部被曝に関する諸問題について、ともに学びながら活動していきたいと願っています。

超長期の内部被曝禍への対策を

古瀬和寛(ふるせ・まさひろ)
医師、脳神経外科

　唯一の被曝国、日本での原発震災の影響が、遠隔地であっても低レベル放射線被害のかたちをとっていまも日ごとに深刻になろうとしています。現実を検証していっそう解決に力を合わせねばならない時と思います。

　原発が動いているかぎり放射性物質の拡散は止まりません。生み出される各種廃棄物の貯蔵と処分の方途があらためて深刻になってきています。この先、原発運転で発生させた使用済核燃料、さらにそれを再処理して生んだ高レベル放射性廃棄物を、地層処分の名で地下岩盤内に埋め込もうとする「処分」が、現実問題として待ち構えています。現存原発の廃炉が始まれば廃棄物問題はますます深刻となり、地下水核汚染、生活圏への拡大、必然的な海洋流出など将来なんとも対策のとれない超長期の内部被曝禍への対策は必至です。いま総力結集で解決へアプローチをすすめるときと思います。

内部被曝の理解をひとりでも多くの人に

松井英介 (まつい・えいすけ)
医師、放射線医学、呼吸器病学

　日本政府は、事故現場は"冷温停止"したとして、避難規制を外し汚染地域に住み続けさせようとしています。政府が推し進めているのは"除染"です。南相馬市では、億の単位の税金を手にしたスーパーゼネコン・大成の指揮下、子どもを連れたお母さんが高濃度汚染地域の除染に動員されています。除染ビジネスで多額の利潤を上げるスーパーゼネコンは、原発を推し進めてきた政官財報学・原子力村ペンタゴンの一角を占める張本人です。
　一方、事故現場からは大量のストロンチウム90を含む汚染水が溢れ出し、政府は3月以降汚染水をどんどん海に流すと発表しています。今ほど「低線量」放射線内部被曝の理解が求められているときはありません。

子どもたちのいのちを脅かすものの正体を突きとめたい

松井和子 (まつい・かずこ)
発達教育学、岐阜環境医学研究所

　障害児教育現場で、日本における障害児の増加を見てきた。苦難を抱えた子どもたちが、現実に過去と比べて増えてきた事実が目の前にある。何故なのかを考え続けてきた。
　東電福島原発事故によって、人間が人工的に作り出した放射性物質が広く拡散した。100 mSv/y 以下であれば健康に支障はないと国側は述べる。その論拠はどこにあるのか。過去にも、さまざまな煙幕が張られた。イタイイタイ病（カドミウムではないかもしれない）、水俣病（有機水銀ではない）、イラクでの「劣化」ウラン被害（フセインがばらまいた化学兵器だ）など。どんな障害を抱えていようと、子どもたちは一生懸命に成長し、生きようとする。「予防原則」に立って、いのちを脅かすものの正体を突きとめたい。

いま必要なのは「安心できる環境を整える」こと

丸森あや（まるもり・あや）
市民放射能測定所理事長

　行政はパニックを抑えるために「安心・安全」を宣言し、放射能の影響を過小評価し、あやまった情報を発表してきました。今まさに外部被曝への対応のみならず、食べ物などによる内部被曝から子どもたちを守るための防護策が急務となっています。しかし、行政の対応は後手後手にまわっており、しかも放射線の健康影響は「甲状腺ガンのみ」という見解により健康調査も甲状腺のエコー検査のみという不十分な状態となっています。試みとして、セシウムなどの放射線核種による身体への影響は甲状腺エコー検査のみでよいのか県立医大に問い合わせてみましたが、納得できる回答は得られませんでした。「チェルノブイリでも健康影響は甲状腺ガンのみで、それ以外の疾病は放射線との因果関係は認められない」ということですが、「だから福島でも甲状腺検査のみで十分」と言い切ってしまってよいものでしょうか。

　子どもたちを守るためには「安心してください」と繰り返すのではなく、「安心できる環境を整える」ことが必要です。少しでも放射線のリスクを減らすために汚染されていない飲料水を長期にわたって優先的に配布したり、食品の放射線汚染度を細かく表示したり、汚染の少ない地区に保養施設を作るなど行政に望んでいますが、今の「健康被害は甲状腺ガンのみ」という「先に結論ありき」の路線では、そのような対応を行政に望めないでしょうし、もし何らかの健康被害が現われたとしても因果関係が実証されないと言って何の補償もなく切り捨てられるのではないかと危惧しています。子どもたちを心配する親たちは、あらゆる角度から子どもたちを守ってほしいという想いを抱いているのです。専門家の方々には、さまざまな立場からの討議、さまざまな角度からの検証を積み重ねながら、長期にわたって内部被曝を防護するために取り組んでいただきたいと切に願っています。

　このたび、肥田先生、澤田先生はじめ素晴らしい先生方が「内部被曝研究会」を立ち上げてくださったことに力強い希望の光を感じております。

内部被曝の恐ろしさを
正しく伝えなければ

牟田おりえ (むた・おりえ)
文学

　福島第一原発事故以来、放射能被害を市民目線で勉強を始め、政府の「ただちに健康に影響はない」発言の真実（後で甚大な被害がある）を知りました。人びとを放射能汚染に晒し続ける東電・政府・行政・司法（ふくしま集団疎開裁判を却下した）に憤りを感じ、内部被曝の恐ろしさを正しく伝えてくれる専門家と共に、市民が立ち上がって子どもたちを救わなければ、この国の未来はないと強く思いました。福島の子どもたちを、関東地方の子どもたちを救わなければなりません。食品汚染による内部被曝では、全国の子どもたちも危険に晒されています。この思いから、市民と専門家が協力して、放射能から命を守るために、会の立ち上げのお手伝いをしてきました。

政府の「放射線は危険ではない」
キャンペーンを覆すために

守田敏也 (もりた・としや)
ジャーナリスト、社会的共通資本研究

　3.11以降、放射線被曝を少しでも防ぎたいとの思いで、すべてをなげうって駆けてきました。当初、困惑し、苦しんだのは、信頼できる放射線の専門家がほとんど前に出てこないうちに、政府の「放射能は怖くないキャンペーン」が高まっていくことでした。原発は安全だと騙された国民・住民が、今度は放射線は大して危険ではないと騙されようとしている。この状態を覆したいと、肥田舜太郎さんをはじめ、内部被曝の脅威を解き明かしてこられた方と出合い、歩んできました。今こそ市民の手に科学を取り戻して自立すべきときです。そのためにともに尽力し、明るい未来を切り拓きましょう！

科学技術を我々市民の
手に取り戻すために

柳原敏夫（やなぎはら・としお）
ふくしま集団疎開裁判・弁護士

かつて「神の権威」が政治統治に利用され、神のお告げに基づいて政治決定がなされたが（神政政治）、今日、それと同じ統治原理が科学の名のもとに行なわれている。「科学の権威」が政治統治に利用され、神の代わりに科学のお告げに基づいて政治決定がなされているからである。しかし、かつて神政政治が政治の堕落を招いたように、科学の権威による統治も政治の堕落を招くのは必至である。それは狂牛病に端を発した2005年の米国牛輸入再開に至る一連のドタバタ騒ぎの経過を思い出せば一目瞭然である。ジャンク科学、似非科学が「科学の権威」の名のもとに政策決定の大義名分とされたからである。その結果、市民の胸中に、たとえ真相は藪の中だとしても、政治とリスク評価と称する科学に対する抜き難い不信感が一層形成された。しかし、このようなドタバタ劇は二度と反復してはならない。いつか途方もない人災の中に多くの人々を陥れるからである。それが3.11原発事故が私たちの頭に叩き込んだ最大の教訓である。

そのために、かつて神政政治の弊害の苦い反省から政教分離＝「政治と宗教の分離」の原理が確立したように、これと同様の原理、政科分離＝「政治と科学の分離」の確立が科学でも必要である。しかも政科分離を絵に描いた餅ではなく、生きた原理として機能させるためにはこの原理を具体化する必要がある。それが「科学技術を我々市民の手に取り戻す」具体的な仕組みである。しかもそれは飽くなき利潤追求のために細分化・分断化・専門化された従来の科学技術ではなく、統合化、総合化され、循環・安全性を確保した科学技術である。「ローマは一日にしてならず」だが、3.11のあと、政科分離の壮大な取組みの最初の一歩がまもなくスタートする。それが「市民と科学者の内部被曝問題研究会」である。

放射線学を
命を守る学問へ

矢ヶ﨑克馬（やがさき・かつま）
物性物理学

　今、放射線学を「命を切り捨てる米核戦略の遂行体系から命を守る学問」に改変する必要に迫られています。現在「放射線科学」は国際放射線防護委員会（ICRP）の基準に準拠していますが、それは内部被曝を見えなくしている吸収線量定義を掲げているうえに、人の健康を守るための体系ではありません。アメリカが原爆を投下した直後、犠牲者を世界の目から隠すために内部被曝を隠しましたが、今もなお隠し続けようとしているのがICRP体制です。内部被曝を隠し続ける「放射線学」がまともな科学であるはずがありません。市民の健康を守ることのできる、まっとうな科学としての放射線学、多くの真面目に研究している専門家の良心が生きる放射線学を確立したいものです。

隠された被曝の
危険を暴く研究を

山田耕作（やまだ・こうさく）
物性物理学

　わが国も福島原発事故によっていたるところが放射線被曝の危険性がある状態となりました。空気、水、ミルク、食糧の汚染が心配です。放射性物質を体内に取り込むことによって生じる内部被曝はわが国や世界の人びとにとって、その生命、健康に関わる現在の重大な問題です。市民や子どもたちが、その両親の期待にこたえて内部被曝に対する科学を発展させ、それから人びとを守ることに貢献できれば科学者として大変幸せだと思います。間違った見解に対しては断固として戦い、隠された被曝の危険を暴く先進的な研究者は最後まで支援したいと思います。

わたしたちは内部被曝の真実を明らかにする責任がある

山田　真（やまだ・まこと）
小児科医、八王子中央診療所理事長

　６月以降、わたしたちは福島で市民の健康相談を行なってきた。そこを訪れるのは子どもを連れたお母さんが多いのだが、みな一様に子どもの将来についての不安を口にする。福島では「放射能による内部被曝、低線量被曝は健康に影響を与えない。子どもたちの将来の健康状態についても心配しなくてよい。」という言説が流されているが、多くのお母さん、お父さんはそんな言説を信じていない。３月11日の原発事故以後、国や学者やらが「安心していい」と言いつつ嘘をまきちらしてきたことを知っているから「内部被曝心配なし」言説を真に受けはしないのだ。その態度は正しい。

　原発を推進しようとする人たちにとって市民が「放射能はこわい」と思うようになるのはとても都合の悪いことなのだろう。だから、「放射能による健康障害学」という領域には御用学問が存在し、御用学者が存在した。

　彼らは、低線量被曝・内部被曝の危険性について指摘した良心的な学者の業績を人目につかぬよう隠ぺいし、良心的な学者を弾圧してきた。そして、低線量被曝・内部被曝によって起こる症状や病気については「放射線との因果関係なし」と切り捨て、それらは放射能恐怖症による症状だと言いくるめてきた。もちろん、それらの症状を放射能恐怖症の症状と断定できるエビデンス（根拠）など皆無なのだが。

　わたしたちは原発事故をひき起こし、世界中に放射能をまきちらしてしまった国に住む者の責任として、低線量被曝・内部被曝の真実を明らかにしなければならないと思う。健康診断、疫学調査などを国に要求することも必要だ。被曝による犠牲者を一人でも減らすため、わたしもこの会の一員として力を尽くしたい。

市民を守るための情報発信を

吉田邦博（よしだ・くにひろ）
「安心安全プロジェクト」代表
福島県南相馬市在住

　原発の爆発によって避難指示が出た南相馬では、避難区域の線から一歩外の保育園に避難区域から子どもたちが通っていました。避難解除が見通されるなか、私たちは、妊婦さんの家や公費の除染から外れることになった民間の保育園の除染を始めました。放射能がどのように危険でどう防護できるかという知識は行政にもなく、市民にはマスクをしろという程度の指示しかありませんでした。

　放射線量が変化していないなか、避難解除へ。市民に帰宅を呼びかけ、さあ復興だ、ということになっていきました。避難解除された今も、市内各所には何十μSv/hというホットスポットが点在し、除染で出た高線量の土嚢も持って行き場がなく、あちこちに積まれています。そういう光景のなかを、子どもたちが通学しています。

　現在、被災地への最大の支援が除染ということになっていますが、放射線被曝の防護の知識も教育も装備も十分でないなかで、福島では、まるでそれが自治であるかのように除染作業に市民が動員されています。

　内部被曝の正しい知識があったのなら、果たしてこういうことになっていたのだろうか、行政の対応も、市民の行動も、まったく違うものになっていたのではないか、と思いながら、そこに人が住んでいる以上、危険をわずかでも低減するための除染活動を続けるしかないのが、原発被災地の今の姿です。

　現在、検診が進められていても、返されるデータは市民が自分の健康状態を理解できるものになっていません。内部被曝研究会が、そうしたデータも研究し、市民を守るための情報を発信してくれることを期待しています。

IV 内部被曝研について

会　則

第1条　本会は、市民と科学者の内部被曝問題研究会（略称：内部被曝研）と称し、英語名を Association for Citizens and Scientists Concerned about Internal Radiation Exposure (ACSIR) とする。

第2条　本会は放射線被曝とりわけ内部被曝を科学的、歴史的に研究するとともに、提言や社会的活動を行い、もって国内外の人びとのための放射線影響などの科学の発展に寄与することをめざす。

第3条　本会は次の活動を行う。
- (1) 内部被曝に重点を置いた放射線による被曝影響の科学的研究。
- (2) 放射線影響に関する研究体制の形成に関する政治的・歴史的経緯の研究。
- (3) 事実と実態に基づく放射線影響に関する研究体制の構築。
- (4) 若手研究者の参加を促す活動。
- (5) (1)～(3)に関する学習会・研究会と市民を対象にしたシンポジウムの開催。
- (6) (1)と(2)に関する研究成果の論文・著書の紹介、出版。
- (7) 政府・行政および諸機関と市民社会への提言。
- (8) プレス・リリース、記者会見等メディアへの情報提供。
- (9) 上記の活動を推進する体制づくりなど。

第4条　本会へは研究業績、学籍、国籍などに関係なく入会を申し込むことができる。

第5条　会員は、本研究会の発行物の配布を受け、各種会合に出席することができ、役員への選挙権、被選挙権を持つ。

第6条　会員は、会員の権利を乱用したり、本会の目的に反する活動、社会的通念に反する活動をしてはならない。

第7条　前条の行為をなした会員は、本幹事会の議によってその資格を剥奪されることがある。

第8条　会員は、所定の会費を納入する。2年以上納入しない場合、会員の資格を失う。

第9条　通常総会は年1回、臨時総会は幹事会の議を経て会長が招集する。

第10条　総会の決議は、出席した会員（委任状含む）の過半数による。会則の変更は、同会員の3分の2以上の同意を持って決する。

第11条　本会に、若干名の幹事を置く。

第12条　幹事は総会で選出され、幹事は幹事会を組織し、本会の業務を統括する。幹事会は、過半数の出席者で成立し、出席者の過半数を持って決する。

第13条　会長は、幹事会の互選により選出され、本会を代表し業務を統括する。任期は2年とし再選を妨げない。

第14条　会長は、幹事の中から副会長、事務局長、事務局員などの役員を指名する。

第15条　本会に名誉会長、名誉会員をおくことができ、幹事会が委嘱する。名誉会長、名誉会員については別に定める。

第16条　本会に賛助会員をおく。誰でも一口1000円以上の賛助会費を本会に納入することによって賛助会員となり、本会の活動を支えることができる。賛助会員は、各種催しに参加することができる。

第17条　本会の財政は、会費、賛助金、寄付金、各種助成金その他とする。会費は年5000円（ただし、大学・高校・各種学校の在籍者は年2000円）とする。

第18条　会計年度は4月1日から翌年3月31日までとする。

第19条　本研究会に主たる事務所と従たる事務所を置くことができる。

第20条　この会則は本会結成の日をもって施行する。

内部被曝研結成の経緯と活動計画

◆「市民と科学者の内部被曝問題研究会」結成への動きから

- 2011年7月：岐阜市で開かれた「科学者集会」内部被曝問題を澤田昭二、松井英介、矢ヶ崎克馬氏が講演。同時に田代と「会」結成を相談。
- 9月：矢ヶ崎、澤田、松井、田代ら個別に「会」結成へ相談。勉強会を計画。
- 10月9、10日：「内部被曝」問題で澤田、松井、矢ヶ崎、高橋博子、中須賀徳行、牟田おりえ、松井和子、田代ら8氏が合宿勉強会
- 11月7、8日：「内部被曝」合宿勉強会。
- 12月8、9日：「内部被曝」合宿勉強会。「市民と科学者の内部被曝問題研究会」結成へ具体案協議。

◆2012年の計画案

1. 事務所の設立（東京）：2011年〜2012年
2. 「内部被曝研」ホームページ公開：2011年12月
3. 内部被曝研会員・賛助会員の募集（主にHP上にて）、第1回総会（4月予定）
4. 「内部被曝研」設立記者会見：2012年1月27日、日本記者クラブ
5. 内部被曝を中心に、日本政府への勧告：2012年1月〜12月
6. 講演活動：2011年から継続中。ブックレット、News Letterの発行
7. 「脱原発世界会議」（横浜）で「内部被曝研」・講演会とシンポジウム：2012年1月15日
8. 福島を中心とする医療・健康に関する医師のネットワークづくり
9. 「内部被曝」市民セミナーの開催：2012年4月〜12月
10. 原爆・原発由来放射線および内部被曝に関する裁判への出廷、意見書提出

連絡先および入稿方法等

◆「市民と科学者の内部被曝研究会」の連絡先

メールアドレス：office@acsir.org

ホームページ：http://www.acsir.org/

郵送：〒112-0015 東京都文京区目白台2-14-13
　　　㈱旬報社気付「市民と科学者の内部被曝問題研究会」

電話：事務局担当（田代真人）：080-1002-4504

◆入会方法等

入会希望者、賛助会員希望者、寄付希望者は、当会ホーム・ページで手続きを行ない、「振替払込用紙」に必要事項を書き込んで、金額を振り込んで下さい。

★振替口座は、次のとおりです。

口座記号番号　00190-8-688558

口座名称　　内部被曝研

この口座を他行等からの振り込みの受取口座として利用される場合は、下記の指定で。

店名（店番）〇一九（ゼロイチキュウ）店（019）

預金種目　当座　　　口座番号　0688558

★郵貯銀行通帳口座は、次のとおりです。

記号　10710　番号　16285431

口座名　内部被曝研（ナイブヒバクケン）

＊他金融機関から利用の場合

店名　〇七八（ゼロナナハチ）　店番（078）

預金項目　普通預金　口座番号　1628543

あとがき

　3・11東電原発メルトダウン事故で、日本国民は否応なく予期せぬ放射能との不条理な共存生活を余儀なくされている。レベル7事故は、全世界にチェルノブイリ以来の衝撃を与えた。原発からは、膨大な放射線が世界規模で放出された。近隣住民は避難し、東北北海道や関東地方、遠くは近畿・中国・九州地方の住民までが放射能の恐怖に怯えている。その放射能被害の大部分は放射線微粒子を吸い込んだり、食品とともに食べたりする内部被曝である。

　ところが、ひとことで言って、政府が依拠している国内外の「放射線防護体系」に基づく内部被曝の「知見」と施策には大いに問題がある。低線量・内部被曝への徹底した軽視である。わが国政府あるいは政府系学者らは、「100 mSv 以下の被曝では病気を引き起こす有意な証拠はない」という。福島県および周辺地域では、日本の従来基準の「放射線管理区域」での日常生活を強いる状況となっている。福島県では、学校生徒や住民はチェルノブイリ地域の「避難」地域での生活を強いられている。日本政府やそれが依拠するICRPなどの国際団体、政府系学者らは、日本と世界の市民の人権を軽んじ、命を危険にさらしている。この状況は、ただちに克服されなければならない。このままでは、原発由来の被曝者を救えない。このことが、私の出発点であった。

　1945年8月6日・9日以降、被爆者は「残留放射線」による内部被曝に苦しんでいる。しかし政府は、この被爆者を「原爆による被害」と認めることを拒み続けた。58年間、被爆者たちは耐えかねた。そして、2003年4月、認定集団提訴が始まったのだ。以来、2006年大阪、広島、2007年名古屋、仙台、東京、熊本各地裁と原告らは勝利した。厚労省は2007年、「原爆症認定の在り方にかんする検討会」を設置する。日本被団協や被団協推薦の専門家の意見も聞いたが、認定を拒否する態度は変えない。2008年仙台高裁、

同大阪、長崎地裁、同大阪、札幌と、原告主張を認める判決は続いた。にもかかわらず、国は「残留放射線や内部被ばくの影響は無視できる」という主張を変えない。「未解明なものは影響がなかったことにする」のだ。

　日本政府が準拠する国内外の「放射線防護体系」が、内部被曝・低線量被曝をなぜ軽視するのか。これは歴史的・政治的な原因に由来する。琉球大学名誉教授の矢ヶ﨑克馬氏は「背景には、『核兵器は破壊力はあるが、放射線で長期にわたり苦しめるものではない』としたい米の核戦略があった」と指摘している。

　原爆症認定にたいする国の態度を支えているのは、政府役人を始め多数の学者・有識者たちだ。彼らは、「国際的知見」をもとに、今の原発による被曝問題の「判定者」でもある。そして、「100 mSv以下は大丈夫」（鈴木元、山下俊一氏ら）などと言うことで新たな神話をつくりだそうとしているように見える。内部被曝問題では政府を始め圧倒的多数の学者・有識者たちは現実を見ず、むしろ隠す方に加担している。なかでも、大学、学会、業態を牛耳る「学者」と呼ばれる人たちの言動は尋常ではない。そこには、科学者として、長年苦しむ被曝者の現実を見ることも、原発放射能に怯える国民を、命の問題として考える姿勢も、異論に対して真摯に向き合おうとする姿勢も感じられない。

　なぜ、彼らはここまで自説に固執するのか。私は、2007年10月4日に開かれた「原爆症認定の在り方に関する検討会」で交わされた議論を想起する。

　ここで、澤田昭二・名古屋大学名誉教授は、「残留放射線被曝と内部被曝」について詳細に証言した。それに対して、丹羽太貫（座長代理）氏は「先生の線量評価が本当であれば、これは今の防護体系はまったく成り立たないということになってしまう」と発言した。ある意味正直ではあるが、彼らが、「国際的知見」と称してその「防護体系」にしがみつく理由を如実に示している。

　これでいいのだろうか。原爆被爆者を、原発放射能被曝者を救え

るのだろうか。私たちは、原爆被爆者や現在と将来の原発被曝者らが「科学」や政治からとり残され、歴史のはざまに埋没してしまうかもしれない、という強い危機感を共有している。

　学問の装いをこらした「放射線防護体系」を変える闘い、あえて言えば、科学への冒瀆を正す闘いが必要であり、それは、歴史への責任であると言える。そのために私たちは、「市民と科学者の内部被曝問題研究会」を組織した。

　私たちの目的は、原発由来の被曝について、未だ苦しむ広島・長崎・ビキニの被爆者を再現させるな、ということである。苦しみの根源は内部被曝にある。それは、内部被曝を軽視する日本政府・放射線防護の各組織の施策を改めさせることによって初めて達成できる。そのためには、彼らの非科学性を歴史的・学問的に告発し、各種の「基準」の誤りを指摘し、原発由来の放射能被害者はじめ、市民の命を危険にさらさせないよう、具体的対応を取らせなければならない。また、政府や政府系各機関・学者らによる圧倒的宣伝に組み込まれているメディアも含め、市民へ事実を知らせる活動が必要である。私たちは、あらゆる市民と科学的知見を共有し、政府への機敏な勧告、的確な批判・反論、建設的提言、記者会見、論文・著作の発表や紹介、シンポジウム、一般市民を対象とした市民セミナーの開催など、機会をとらえて活動する。

　内部被曝・低線量被曝を正当に評価させる闘いは、相手が国内外とも強大であるがために平坦ではない。だからこそ、市民と科学者は共同する。科学者は点の存在ではなく、線となり、面となって市民とともに闘わなくてはならない。国内だけでなく、国外の意を同じくする団体・個人とも連携する。

　私たちが「市民と科学者の内部被曝研究会」を結成したのは、唯一そのためだけである。

　　　　　　　　事務局担当・田代真人（ジャーナリスト）

内部被曝からいのちを守る
なぜいま内部被曝問題研究会を結成したのか

2012年2月10日　初版第1刷発行

編者――市民と科学者の内部被曝問題研究会
デザイン――坂野公一(welle design)
本文図版――岩堀将吾(a-ism desingning)

発行者――木内洋育
発行所――株式会社 旬報社
〒112-0015 東京都文京区目白台2-14-13
TEL 03-3943-9911　FAX 03-3943-8396
ホームページ http://www.junposha.com/

印刷――株式会社マチダ印刷
製本――有限会社坂本製本

©ACSIR 2012. Printed in Japan
ISBN978-4-8451-1255-5

放射線被ばくから子どもたちを守る

放射線の子どもへの影響は？
親が抱える、被ばくの不安と疑問に
丁寧に答えます。

インタビュー：山本太郎（俳優）
コラム：高橋哲哉（東京大学）　山田　真（小児科医）
　　　　石田葉月（福島大学）　瀬田美樹（世田谷こども守る会）

編集　NPO法人セイピースプロジェクト
監修　松井英介（岐阜環境医学研究所長）＋崎山比早子（元放射線医学総合研究所主任研究官）
A5判並製・64頁・定価840円

見えない恐怖
放射線内部被曝

なぜ「内部被曝」は危険なのでしょうか。
被曝のしくみや健康への影響が分かる。

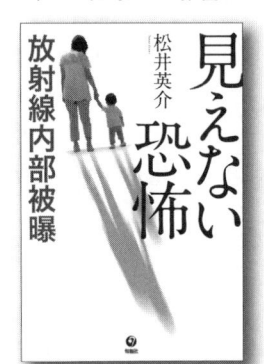

著　松井英介（岐阜環境医学研究所長）
四六判・並製・176頁・定価1,470円

まどうてくれ
藤居平一・被爆者と生きる

ここに反核運動の原点がある。
日本被団協初代事務局長、はじめての伝記。

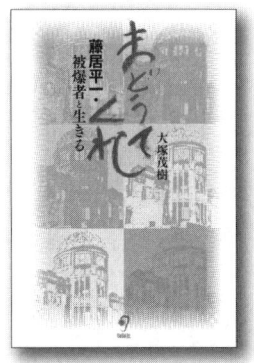

著　大塚茂樹
四六判・上製・224頁・定価1,470円

〒112-0015　東京都文京区目白台2-14-13　旬報社　TEL. 03-3943-9911　FAX.03-3943-8396
http://www.junposha.com